AF555385

LES CHEFS-D'ŒUVRES DE MONSIEUR DE SAUVAGES, OU RECUEIL DE DISSERTATIONS

Qui ont remporté le prix dans différentes Académies, auxquelles on a joint la NOURRICE MARATRE du Chevalier LINNÉ.

*Le tout corrigé, traduit ou commenté par M. J. E. G***. Médecin de Montpellier, aggrégé & Professeur de Botanique au College de Lyon, &c.*

TOME PREMIER.

A LAUSANNE. *Et se vend*

A LYON,

Chez V. REGUILLIAT, Libraire, Place de Louis-le-Grand.

M. DCC. LXX.

AVERTISSEMENT
DE L'ÉDITEUR.

LEs Ouvrages de M. de Sauvages ſont ſi généralement eſtimés, leur utilité eſt ſi frappante, que nous croyons rendre un ſervice important aux amateurs de la ſaine doctrine médecinale, en raſſemblant pluſieurs pieces travaillées avec ſoin, & qui ont obtenu les éloges des plus célebres Académies. Tous les Phyſiciens connoiſſent de réputation les principales

Dissertations qui composent notre Recueil ; mais comme elles sont devenues extrêmement rares, les Médecins qui desirent d'en profiter ne peuvent souvent se les procurer. Cependant si on les lit avec quelque attention, on se convaincra qu'elles sont toutes frappées au bon coin ; les faits sont enchaînés dans leur ordre naturel, les raisonnements sont très-concluants, l'évidence ou au moins une grande probabilité les accompagne presque toujours ; on apperçoit plusieurs idées neuves ; les faits connus fournissent à notre Auteur des vues intéressantes ; les anciens dogmes sont par-tout étayés par ses propres *observations; sa marche est lente, mais sûre. Nourri dans l'étude de la Géométrie, il n'admet que ce qui porte à l'esprit des notions claires; nul mot qui ne soit accompagné d'une définition exacte; il emploie rarement les métaphores & les autres figures seulement propres à nourrir l'imagination; son style est précis sans affectation; il n'a d'autre but que de prouver. Son éloquence consiste à établir la vérité, en la dépouillant de cette foule de pompons inutiles dont les autres Auteurs se plaisent tant à la surcharger. Comme il est toujours méthodique, toutes ses idées sont liées entre el-*

les ſans interruption : en remontant on trouve qu'elles ſont appuyées ſur les principes philoſophiques les plus inconteſtables.

Quoique tous les ouvrages de M. de Sauvages offrent ces caracteres, ils ſont encore plus ſenſibles dans les quatre Diſſertations que nous publions ; & comme pluſieurs Savants les ont juſtement appellées ſes chef-d'œuvres, nous nous ſommes crus autoriſés à leur accorder ce titre : en effet, elles ont été travaillées avec un ſoin extrême ; il s'agiſſoit de répondre aux vues des Académies qui en propoſoient les ſujets ; il s'agiſſoit de s'élever au-dessus de ses concurrents : pour y parvenir, M. de Sauvages a concentré toute la force de son génie pour approfondir les questions proposées ; il en a examiné les objets par toutes les faces, en a observé toutes les modifications, & s'est élevé, de réflexion en réflexion, à ces abstractions hardies & lumineuses qui ne peuvent être que le fruit de la plus profonde méditation.

C'est assez louer sa Dissertation sur la Rage, que d'apprendre à tous ceux qui ne sont pas Médecins, que l'illustre Wanswieten l'a regardée comme un morceau précieux & l'a plusieurs fois cité avec éloge: celle qui développe les effets de l'air sur le corps humain, peut être regardée comme une piece achevée de Physique médecinale: son Traité des Médicaments qui affectent certaines parties du corps humain, offre les vues les plus intéressantes: sa théorie, quoique non démontrée, présente au moins tout ce que l'on peut imaginer de plus probable pour expliquer ces singuliers phénomenes; enfin son Essai sur les Animaux venimeux de France est non-seulement utile par les vérités qu'il renferme, mais encore très-précieux par la multitude de faits qu'il présente aux

Lecteurs exempts de préjugés; nous pouvons même assurer que nous n'avons pas en Médecine un seul morceau qui en contienne de plus singuliers & de plus intéressants.

Persuadé de l'utilité de l'ouvrage que nous présentons au Public, nous ne regretterons donc point le temps que nous avons employé à la correction des épreuves des Dissertations sur la Rage, sur les effets de l'Air, & sur l'action des Médicaments; car c'est tout ce que nous avons fait sur ces trois chef-d'œuvres. Quant à l'Essai sur les Animaux venimeux de France, nous l'avons traduit en François pour rendre l'ouvrage plus uniforme; mais notre traduction n'est rien moins que littérale. Sans nous inquiéter de la rigueur grammaticale, nous avons suivi notre maniere d'exprimer les objets, croyant en avoir assez fait si nous sommes parvenus à rendre le sens de notre Auteur. Comme nous avions plusieurs observations sur le même sujet, nous en avons tiré parti; ce qui nous a fourni une espece de Commentaire qui paroîtra peut-être intéressant, si on fait attention qu'il renferme quelques vues & quelques faits.

Nous avons ajouté trois piéces étrangeres à ces quatre Dis-

ſertations : la premiere qui ſuit cette Préface, eſt l'Eloge hiſtorique de notre Auteur, compoſé par M. Deratte, Secretaire de l'Académie de Montpellier ; nous ne pouvions mieux faire connoître M. de Sauvages que par l'organe d'un de ſes plus ſavants Compatriotes. Ce n'eſt point ici un Recueil inſipide de flatteries, c'eſt le portrait fidele de notre Profeſſeur : ſi la vérité a tenu le pinceau, le tableau eſt embelli par les graces.

La ſeconde piece eſt une Diſſertation ſur la Dépopulation cauſée par les nourrices. Occupé depuis pluſieurs années à obſerver les enfants, nous avons cru que quelques avis sur le nourrissage mercénaire ne déplairoient pas aux amateurs du bien public, d'autant plus que nous n'avons avancé que des faits certains & observés avec soin. Quelques plaisants diront peut-être, que sentant notre foiblesse, nous voulons nous élever sur les aîles d'un homme célebre; mais comme plaisanterie n'est pas raison, nous leur répondrons seulement que si notre plume n'a pas été guidée par le génie de M. de Sauvages, elle l'a été au moins par son amour pour le bien public; d'ailleurs cet Essai est travaillé d'après ses principes: c'est lui qui nous a engagé *à tourner notre vue sur les maladies des enfants, & les moyens de les guérir : nous dirons plus, nous lui fîmes communiquer, quelque temps avant sa mort, le projet que nous avions conçu de faire imprimer dans notre ville un Recueil de ses Dissertations Académiques ; sa réponse fut celle d'un Maître qui aime son Disciple ; il nous exhorta en termes flatteurs à travailler à la traduction de ses pieces latines, s'excusant de ne pouvoir nous seconder, vu la foiblesse de sa santé ; il parut même content de quelques essais que nous lui envoyames ; mais malheureusement la mort, qui l'enleva au monde ſavant, nous a privé des corrections qu'il auroit pu faire à nos traductions. Cependant nous pouvons aſſurer que ſi elles ne ſont pas élégantes, elles rendent avec vérité les idées qu'il avoit conçu ſur les objets de ſes recherches.*

La troiſieme piece eſt une traduction libre du Nutrix noverca *de* Linnæus. *Ayant communiqué à un de nos amis notre Eſſai ſur la Dépopulation cauſée par les nourrices, il nous fit reſſouvenir que ce Prince des Botaniſtes avoit jetté un coup d'œil ſur ce ſujet; qu'autant qu'il pouvoit s'en rappeller,* Linnæus *ayant vu une partie des cauſes du mal, nous ne ferions pas mal de rapprocher sa Dissertation de la nôtre; que comme il avoit affecté une grande précision, notre Essai pourroit lui servir de Commentaire: en effet, ayant relu le* Nutrix noverca *de cet Auteur, nous vîmes avec plaisir qu'il avoit eu les mêmes intentions que nous; mais que comme nous avions travaillé d'après nos propres observations, nos deux ouvrages ne se ressembloient pas assez pour que nous dussions supprimer le nôtre; qu'il avoit eu quelques vues qui nous avoient échappées, mais que nous avions crayonné plusieurs traits qu'il avoit omis; qu'ainsi notre Dissertation pourroit très-bien ſervir de ſupplément à la ſienne.*

Si le Public goûte l'exécution des volumes que nous lui préſentons, nous pourrons bien-tôt lui en offrir quelques autres qui formeront un nouveau corps qui n'aura rien de commun avec celui-ci. Pour le rendre plus intéreſſant, nous mêlangerons les opuſcules Académiques de M. de Sauvages & de M. Linné; la ſinguliere amitié qui les uniſſoit, (ils ne s'étoient jamais vus,) la conformité de leurs goûts & de leur doctrine, nous autoriſent à adopter ce plan; mais comme nous avons réſolu de nous plier au goût du plus grand nombre des Lecteurs, nous choiſi-

rons les Dissertations les plus curieuses & les plus amusantes. Parmi celles de M. de Sauvages, nous avons adopté comme telles ;

1°. L'Empire de l'Ame sur le Corps.

2°. L'Embryologie, ou l'histoire du fétus.

3°. L'Influence des Astres sur le corps humain.

4°. L'Analogie du fluide nerveux & du fluide électrique.

5°. Le Pronostic déduit des Nécrologues.

6°. La Médecine des Chinois.

7°. Recherches sur quelques plantes venimeuses.

8°. L'Epidémie des Bestiaux du Vivarais.

M. Linnæus *nous a fourni les Dissertations suivantes :*

1°. Les effets du Café.

2°. La Police de la Nature.

3°. Les Plantes potageres.

4°. La Diete acidule.

5°. Les enivrants.

6°. La morsure des Serpents.

7°. Les fruits nourrissants.

8°. Les obstacles de la Médecine.

9°. Les Plantes nourrissantes.

10°. Les maladies causées par l'hiver.

11°. Les odeurs des médicaments.

12°. Pour quels biens.

13°. Les Insectes considérés

comme admirables & nuisibles.

14°. Les vertus des Plantes.

15°. L'Économie de la Nature.

16°. Les Plantes nuisibles ou utiles aux Bestiaux.

17°. Le Ver solitaire.

18°. La génération du Calcul.

19°. Les saveurs des Médicaments.

Toutes ces Dissertations sont traduites, du Latin, & les passages difficiles sont expliqués dans plusieurs Notes fournies par nos propres observations, sur les sujets qui ont mérité l'attention de nos deux célebres Professeurs. Si l'exécution des deux Volumes que nous présentons au Lecteur mérite son approbation, nous ne tarderons pas à satisfaire sa curiosité sur le Recueil que nous lui promettons.

ELOGE

ÉLOGE DE MONSIEUR DE SAUVAGES.

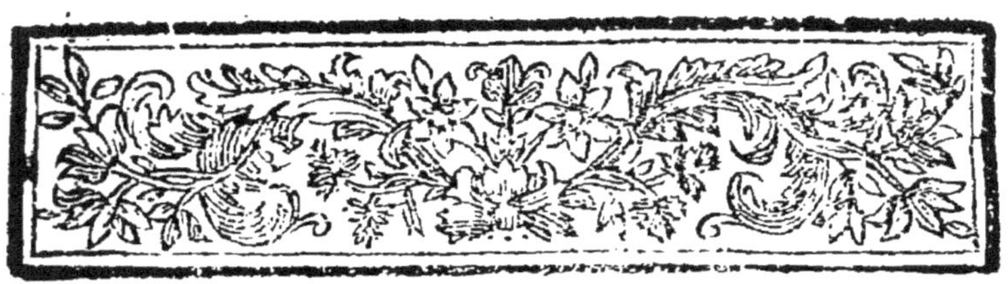

ÉLOGE

DE MONSIEUR

DE SAUVAGES

Lu dans une Assemblée publique de la Société Royale des Sciences de Montpellier, par M. DE RATTE, Secretaire perpétuel de cette Compagnie.

FRANÇOIS BOISSIER DE SAUVAGES DE LA CROIX, sixieme fils de François Boissier, Seigneur de Sauvages, ancien Capitaine au Régiment de Flandres, & de Gillette Blanchier, naquit à Alais le 12 Mai 1706, jour fameux dans l'Hiſtoire de la Société royale par une éclipſe totale de ſoleil, époque de nos premiers travaux. Ce qu'il y eut ici de plus remarquable, c'eſt qu'il vint au monde au moment précis où le ſoleil diſparut entiérement; circonſtance qui n'eût pas paſſé pour indifférente dans ces temps où les aſtres, prépoſés par l'aveugle ignorance au gouvernement des choſes d'ici-bas, préſidoient particuliérement à la naiſſance des hommes célebres, & ſe faiſoient un devoir aux yeux du préjugé d'annoncer leurs deſtinées.

Les diſpoſitions naturelles de M. de Sauvages firent naître en ſa faveur des préſages plus ſûrs que tous ceux qu'on tiroit autrefois des cometes & des éclipſes. Il fut aiſé de s'appercevoir qu'il méritoit une excellente éducation : celle qu'il reçut à Alais fut cependant assez défectueuse ; on n'y avoit pas encore établi de College public, & il n'eut pour guide dans les Humanités & la Philosophie que des Maîtres d'un mérite obscur, plus propres à nuire qu'à contribuer aux progrès de leurs Disciples. Ce désavantage, très-grand en lui-même, le fut moins pour l'Académicien que nous regrettons : ses talents surent le réparer ; ils applanissoient par d'heureux efforts les difficultés les plus considérables, & embellissoient les différentes routes qu'il étoit obligé de se frayer.

Ces premiers succès exciterent vivement la tendresse d'un pere dont les soins pour l'éducation de ses enfants se trouvoient malheureusement bornés par sa fortune, qu'un procès de trente ans qu'on lui avoit injustement suscité, avoit fort dérangée. Dans cette situation, il osoit espérer, & ce n'étoit pas sans fondement, que le mérite & les talents, suppléant par eux-mêmes à l'imperfection de leur premiere culture, reléveroient une famille originairement noble & très-bien alliée, pleine d'honneur & de vertu, jouissant depuis plus de trois siecles de l'estime & de la considération publique, comme par un droit héréditaire.

Déterminé par un penchant qu'on étoit bien éloigné de combattre, Mr. de Sauvages, après la Philosophie, vint étudier en Médecine à Montpellier: ce fut au commencement de 1722. L'Université de cette Ville comptoit alors, entre les Professeurs à qui le dépôt de sa réputation avoit été confié, Mrs. Aſtruc, Deidier, Haguenot, Chicoyneau. Mr. de Sauvages ſaiſit avidement & recueillit avec ſoin les inſtructions de ces grands Maîtres; & l'on peut dire qu'après la nature, ils eurent, à certains égards, la gloire de l'avoir formé.

Du caractere dont il étoit, il ne pouvoit ſe permettre des progrès médiocres; il eût voulu tout épuiſer, du moins tout approfondir. L'Anatomie, la Chymie, la Botanique, pour laquelle il prit une forte paſſion, toutes les connoiſſances, qui ſont la baſe naturelle de la profeſſion qu'il devoit exercer, ne lui ſuffiſoient pas. Des recherches, que beaucoup d'autres négligeoient ſans ſcrupule, lui paroiſſoient importantes & même néceſſaires: par-tout il découvroit des rapports plus ou moins ſenſibles avec l'art de guérir. Il ſuivit la Phyſique dans toutes ſes branches & juſques dans ſes moindres détails ; & à l'égard des Mathématiques, dont ſon frere ainé, qui ne ſe contente pas d'en connoître le prix, lui avoit déjà communiqué le goût, il les apprenoit de lui-même, & s'y livroit totalement dans le temps des vacances qu'il alloit paſſer à Alais : il ſe rendoit inſenſiblement la Géométrie aſſez familiere pour être en état de l'appliquer à la Médecine, comme il a fait depuis avec tant de ſuccès dans une multitude d'Ecrits.

Il fut reçu Docteur de Montpellier en 1726. Sa Theſe de Licence fit du bruit ; il agita cette queſtion : *Si l'amour peut être guéri par des remedes tirés des plantes;* matiere très-ſuſceptible d'agrément, & dont le choix ſeul pouvoit indiquer un amateur de la Botanique. La maladie, dont il oſoit attaquer les funeſtes ſymptomes, ſouvent plus dangereuſe que les fievres les plus violentes, n'eſt pas communément compriſe dans ce qui fait proprement l'objet de la Médecine : il eſt vrai que le Médecin du jeune Antiochus découvrit la folle paſſion de ce Prince par l'application des regles de ſon art; mais il ne s'aviſa nullement de ſoupçonner que les plantes en pareil cas puſſent avoir l'honneur de la guériſon, & le remede qu'il propoſa, comme ſeul infaillible, s'offrit ſans doute plus naturellement. Comme tout intéreſſe dans la vie des hommes d'un mérite rare & diſtingué, nous ne ferons nulle difficulté de dire ici que la These de M. de Sauvages lui valut pour quelque temps le surnom de *Médecin de l'amour*. Ce n'est pas sous ce titre que l'Allemagne, l'Italie, l'Angleterre & les autres Pays savants l'ont connu depuis.

M. de Sauvages, dans sa patrie plus qu'ailleurs, fut le Médecin de l'amour : il eut dans sa jeunesse, ou parut avoir le cœur tendre ; il faisoit des vers, & on ne parloit à Alais que des pieces de Poésie qui lui échappoient fréquemment, pour ou contre le beau sexe, selon qu'il en étoit bien ou mal traité. Les pieces qu'un peu de dépit lui arrachoit, tenoient souvent lieu de remede pour une guérison que les plantes n'auroient pas opérées, & justifioient en quelque sorte le nom dont on l'avoit décoré. On peut juger de son talent pour les vers par plusieurs morceaux de sa composition insérés dans les Mercures de ce temps-là : ce sont des Madrigaux, des Epigrammes, des Sonnets, des Elégies, & d'autres Ouvrages de cette espece, tous assez bons pour permettre à leur Auteur d'aspirer à la réputation de Poëte; mais il eut le courage de renoncer à cette gloire, dont l'appas est si séduisant. Sa profession, qu'il ne perdoit point de vue, l'occupa bientôt plus que jamais; il regarda comme des distractions importunes tout ce qui pouvoit le détourner de cet objet principal : les petits vers furent sacrifiés à son devoir; il les bannit impitoyablement de ses amusements, & le Dieu du Parnaſſe ne fut plus pour lui que le Dieu de la Médecine.

Les grands talents doivent ſe perfectionner dans la Capitale. M. de Sauvages, qui s'y rendit vers 1730, y paſſa environ quinze mois au milieu des Sciences & des Savants, & probablement il s'y ſeroit fixé, ſi les attaques fréquentes d'un mal d'yeux, mal trop cruel pour un homme de lettres, ne l'euſſent ramené malgré lui dans ſa patrie. Il attribuoit à l'air & au climat de Paris cette incommodité qui, en ſe diſſipant, lui laiſſa le reſte de ſes jours un peu de foibleſſe dans l'organe de la vue: peut-être devoit-il s'en prendre à ſa grande application au travail, prodigieuſement redoublée dans la Capitale par les occaſions plus multipliées de s'inſtruire; mais il eſt rare que ceux qui ont commis des excès en ce genre, s'en accusent de bonne foi.

Ce qui est certain, c'est que pendant ce séjour de Paris il conçut & exécuta l'heureuse idée d'un Ouvrage, où les maladies, exactement distinguées par leurs genres & leurs especes, se trouvent distribuées en différentes classes, suivant la méthode employée pour les plantes par les Botanistes. Il avoit d'abord communiqué son plan à l'illustre M. de Boerhaave, qui, en louant le projet, n'avoit point dissimulé les difficultés de l'exécution; mais les obstacles, loin de rebuter M. de Sauvages, servoient à l'animer. Il poursuivit son entreprise avec vivacité; il lut une infinité de livres que les nombreuses bibliotheques de Paris lui fournissoient; il consulta les personnes les plus expérimentées dans la profession ; il amassa des matériaux ; il les mit en œuvres. Tout cela se fit en peu de temps ; & à peine fut-il de retour en Province, que le Public reçut de lui le Traité des Classes des Maladies, en un volume *in*-12, composé en françois.

Ici commence la réputation de M. de Sauvages parmi ses Confreres & dans le monde savant. Son livre, qui n'est que le germe d'un autre beaucoup plus considérable qu'il a publié dans la suite sur la même matiere, le fit connoître dès-lors avantageusement. Il n'eut pas besoin d'un autre titre pour monter au grade de Professeur en Médecine dans l'Université de Montpellier, sans passer par les épreuves ordinaires du concours & de la dispute. Les Classes des

Maladies parurent en 1731, & trois ans après le Roi lui donna la ſurvivance de la Chaire qu'occupoit dans cette Univerſité feu M. Marcot, l'un de nos Académiciens, premier Médecin ordinaire de S. M. & Médecin des Enfants de France.

Placé à 28 ans à côté de ceux qu'il avoit eu pour Maîtres, deſtiné à former comme eux de dignes Eleves, il jugea bientôt que, pour donner ſur toutes les parties de la Médecine d'utiles inſtructions, il falloit en rectifier d'abord la théorie, étrangement défigurée par pluſieurs opinions, dont la raiſon & l'expérience conſpirent également à démontrer la fauſſeté. Ces opinions, on eſt forcé de le dire, dominoient dans l'Univerſité de Montpellier : M. de Sauvages les y avoit trouvées lorſqu'il étoit venu pour y étudier en Médecine ; lui-même, dans les commencements, les avoit peut-être adoptées sur la foi d'autrui ; mais au moins on lui doit cette justice, qu'il s'étoit bientôt détrompé, sans abandonner, sur une infinité d'autres points très-essentiels, la doctrine constante de cette même Ecole, doctrine qu'il avoit reçue avidement & soigneusement recueillie, comme nous l'avons déjà dit. Il est nécessaire d'observer que les opinions spéculatives, qui le choquoient tant, n'étoient point particulieres à cette Ecole si renommée ; c'étoient les dogmes favoris de beaucoup d'autres Facultés, enseignées par des hommes célebres, à qui la Médecine a d'ailleurs les plus grandes obligations. Ces autorités respectables n'imposoient plus à

M. de Sauvages : l'erreur lui parut au contraire plus dangereuse par le crédit que lui prêtoient des noms révérés.

Les Médecins, qui soutenoient avec le plus de confiance la fausse doctrine dont nous parlons, se paroient volontiers du titre de Médecins Méchaniciens, se distinguant par là de ceux de leurs prédécesseurs qui n'avoient vu, dans les phénomenes de l'économie animale, qu'une fermentation imaginaire, un combat chimérique des alkalis avec les acides. Pour eux, ils faisoient profession de n'admettre que des idées claires, des principes distinctement connus. Ils appelloient à leurs secours la Physique expérimentale, la méchanique hydraulique, la Géométrie; mais par malheur ils en abusoient, & c'étoit la source de leurs égarements. Ils tiroient ſouvent d'une expérience certaine ou d'un principe vrai, de fauſſes conſéquences : ſouvent auſſi la mépriſe & l'erreur venoit du principe même. On mettoit ſur le compte des Méchaniques & de la Géométrie, des théorêmes prétendus, des axiomes qui ne le furent jamais ; eſpece d'outrage que l'on faiſoit impunément à des ſciences dont le partage eſt la certitude.

On avançoit avec une entiere aſſurance qu'un fluide, mu par une force donnée, reçoit toujours ſur ſon paſſage un accroiſſement de vîteſſe, à meſure que ce paſſage eſt plus rétréci : on ſoutenoit que les machines augmentent les forces, tandis qu'elles ne font que les appliquer & les modifier : on ne vouloit tenir aucun compte des pertes causées par les frottements : on admettoit des ressorts supérieurs à la force qui les avoit comprimés, des mouvements sans moteurs, des effets plus grands que leur causes. Ainsi, quand il étoit question d'explit quer comment le mouvemen- du sang continue, nonobstant les résistances accumulées qui devroient, ce semble, en peu d'instants l'anéantir ; on disoit qu'en vertu de la structure particuliere du cœur, ce mouvement une fois imprimé devoit, à l'aide des aliments que nous prenons, de l'air qui nous environne & que nous respirons, durer toute la vie: & si l'on sentoit malgré cela la nécessité de remonter la machine, on attribuoit cette fonction au fluide nerveux, qui s'en acquittoit miraculeusement ; car on étoit bien éloigné de penser que ce fluide, qui, empruntant sa vîtesse du sang, n'a pu prendre d'ailleurs, dans les suppositions les plus favorables, qu'une petite portion de la force que le sang a perdue, ne peut lui rendre, selon les loix ordinaires de la nature, plus de mouvement qu'il n'en a reçu. Pour rendre raison de l'augmentation du mouvement du sang dans la fievre, on disoit que les obstructions des petits vaisseaux, de cela seul qu'elles rétrécissoient & gênoient le passage de ce liquide, lui donnoient plus de vîtesse; & si l'on avoit quelque honte de faire naître si mal adroitement la force de la résistance même, on faisoit réagir les vaisseaux sur le sang, en supposant dans le tissu de leurs fibres un ressort si merveilleux

& si parfait, que nul effort n'étoit capable de tenir ces vaisseaux distendus, ou du moins de les empêcher de se rétablir. La théorie ordinaire de l'inflammation n'étoit pas moins vicieuse : la même illusion regnoit par-tout ; les mêmes principes, par un enchaînement nécessaire, mais malheureux, ramenoient toujours les mêmes conséquences.

L'amour de la vérité dominoit dans M. de Sauvages. Il suivit la pente de son caractere, quand il prit la généreuse résolution de combattre ces erreurs, depuis long-temps accréditées. Quelque déterminé qu'il fût à les poursuivre sans relâche, & s'il étoit possible, jusqu'à leur entiere extinction, il cacha d'abord une partie de son projet par égard pour les Professeurs, ſes Confreres, qu'il voyoit tous plus ou moins attachés à ces fauſſes explications. Rien de plus ſimple en apparence que ſon début: il propoſoit avec la modeſtie d'un nouveau venu quelques difficultés en forme d'éclairciſſements. Bientôt il ſe montra plus hardi, & comme on avoit dû le prévoir, on ne fut pas long-temps ſans en venir de part & d'autre à une guerre déclarée. M. de Sauvages attaquant toujours, & ſes adverſaires mettant en œuvres tout ce qu'ils avoient de reſſources pour ſe défendre, la diſpute s'anima de plus en plus, les ſubterfuges & le bruit de l'école troublerent plus d'une fois la marche compaſſée & géométrique de M. de Sauvages; mais il ne ſe contentoit pas d'argumenter ſur les bancs, il expoſoit ſes prétentions dans plusieurs Dissertations imprimées, qui se succédoient les unes aux autres avec rapidité, ensorte que ceux qui avoient refusé de l'écouter, se trouvoient forcés de le lire. Insensiblement il gagnoit du terrein; ses adversaires, malgré la bonne contenance qu'ils affectoient, étoient poussés de poste en poste: leurs embarras, dans de certains moments, étoit extrême; ils ne vouloient pas ressusciter la fermentation pour jamais abolie, & ils ne savoient guere plus où se réfugier.

Il fallut reconnoître que M. de Sauvages avoit raison sur bien des points, & que plusieurs des explications qu'il combattoit, pouvoient sans le moindre inconvénient lui être sacrifiées; on lui demanda seulement ce qu'il prétendoit mettre à la place. Il pouvoit répondre, & il le fit d'abord, qu'une erreur n'est ni plus ni moins erreur, soit qu'on la remplace ou non par des vérités; mais il comprit bientôt que, dans la position où il étoit, cette réponse, si solide, si vraie, ne seroit pas long-temps satisfaisante. Le personnage de simple destructeur n'est pas toujours propre à soumettre ou à gagner les esprits: on n'habite pas volontiers sur un tas de ruine; on cherche un petit édifice, où l'on puisse loger avec quelque sûreté. Pressé par cette considération, il se résolut enfin à mettre au jour son sentïment sur toute cette matiere, tel que nous allons l'exposer.

Les phénomenes de l'économie animale, en présentant à chaque instant une force qui croît comme la résistance même, se montrent supérieurs aux loix ordinaires de la méchanique ; il est d'ailleurs fort naturel que des puissances animées augmentent leur effort à mesure qu'on leur résiste, & dans l'homme corporel & spirituel tout ensemble, il existe certainement une puissance de cette espece. L'ame, de l'aveu de tout le monde, est le principe des mouvements volontaires du corps humain ; elle l'est aussi, selon M. de Sauvages, des mouvements involontaires & naturels. Excitée par le sentiment confus de ses besoins, occupée en tout temps de la conservation du corps auquel elle est unie, poussée par le desir inné d'éloigner le terme fatal qui doit rompre cette union, elle agit dans cette vue par une espece d'instinct, sans se rendre sensiblement témoignage de son action ; elle eſt le moteur qui remonte la machine ; elle combat efficacement les réſiſtances ordinaires, qui tendent à ſupprimer le cours de nos liquides ; elle fait circuler le ſang : à de nouveaux obſtacles, elle oppoſe de nouveaux efforts, & c'eſt dans ces ſortes d'efforts redoublés que conſiſte la fievre ; efforts heureux ou malheureux ſelon les circonſtances ; efforts dont l'unique but eſt notre guériſon même : on reconnoît ici cette nature, dont le Médecin doit étudier la marche & ſeconder les opérations. Tel eſt le ſyſtême que M. de Sauvages ſe fit une gloire d'adopter. A peine s'étoit-il expliqué dans une Diſſertation qui en promettoit beaucoup d'autres, que ſes adverſaires, à qui la guerre défenſive avoit aſſez mal réuſſi, furent aggreſſeurs à leur tour, ſe flattant de prendre bientôt leur revanche. Les objections ne manquerent pas : ils oppoſerent à M. de Sauvages que ſon opinion le conduiſoit à donner non-ſeulement aux bêtes, mais aux plantes même, une ame intelligente, il répondit, & de vive voix, & dans pluſieurs Theſes ou Diſſertations imprimées, qu'il n'avoit jamais cru que les bêtes fuſſent de pures machines, & qu'à l'égard des phénomenes de la végétation, on ſavoit aſſez que la chaleur du ſoleil, celle des feux ſouterreins, l'action des ſucs de la terre, en étoient, ſans autre principe moteur, les véritables cauſes ; on lui nia que l'ame peut agir ſans s'appercevoir de ſon action. Il eut recours alors à tout ce que la Métaphyſique pouvoit lui fournir ſur les perceptions obſcures & les affections confuſes de l'ame; il cita l'exemple des paſſions, dont les effets les plus ſoudains & les plus indépendants de la volonté ſont ſi ſenſibles ſur nos organes. Si l'obſcurité du ſujet faiſoit naître des objections, elle les rendoit moins concluantes. L'incertitude des coups portés pendant la nuit eſt ſouvent une reſſource heureuſe pour les éviter : on eſt vivement preſſé, & l'on échappe à la faveur des ténebres.

M. de Sauvages n'avoit pas le premier propoſé cette opinion, qui étoit celle de pluſieurs modernes, ſans parler de tous les ſectateurs qu'elle a eu dans l'antiquité; mais, s'il n'eſt pas l'inventeur du ſyſtême, il ſe l'eſt rendu propre, en lui donnant une nouvelle forme, en cherchant à l'appuyer par des preuves nouvelles, en travaillant plus que perſonne à le mettre en crédit : il s'en eſt occupé dans la plupart de ſes ouvrages, il y revenoit continuellement ; il en a tant parlé qu'il nous a mis dans la néceſſité d'en parler beaucoup nous-mêmes.

Après plusieurs années que dura cette diſpute, les eſprits agités ſe calmerent. Qu'a-t-il enfin réſulté de cette controverſe d'école? Rien d'utile pour la pratique, il le faut avouer : les Médecins, *Animiſtes* ou non, emploient dans les mêmes occaſions les mêmes remedes ; & la nature de ſon côté, l'ame, ſi l'on veut, n'en fait ni plus ni moins. Pour la Théorie de la Médecine, M. de Sauvages l'a réformée, comme il l'avoit projetté ; la fauſſe doctrine qu'il a combattue, eſt aujourd'hui totalement décréditée à Montpellier, & il n'y a pas d'apparence qu'elle s'y releve jamais. A l'égard du systême qui attribue à l'action de l'ame le mouvement même du cœur & la circulation du sang, on peut croire aussi qu'il ne sera jamais universellement reçu: il est plus aisé de le défendre, quand on a bonne envie de le soutenir, que de persuader ceux qui seront naturellement portés à le rejeter. La plupart des Médecins se contenteront de reconnoître en général un principe des mouvements vitaux, supérieurs au méchanisme ordinaire: quel que soit ce principe, il existe, c'est assez; la curiosité bien réglée se dispensera d'aller plus loin.

Et au fond, c'est ici la marche & l'esprit de la Physique moderne; tout s'y réduit en derniere analyse à quelques principes d'expérience, inconnus en eux-mêmes, ainsi que dans leur liaison avec la cause premiere, & manifestés seulement par leurs effets. De-là le reproche de renouveller les qualités occultes; reproche dont on est aujourd'hui fort peu touché. M. de Sauvages admettoit trois principes de ce genre : l'impulsion; elle est obscure, quoiqu'elle tombe sous les sens : l'attraction; la raison & l'expérience l'avoit fait Newtonien, avant que la mode même invitât de l'être : la faculté motrice de l'ame; elle se découvre dans les mouvements volontaires, & nous avons vu qu'il faisoit dépendre de la même cause les mouvements nécessaires & naturels.

Pendant qu'il étoit le plus occupé de la contestation dont

nous venons de rendre compte, il ſe ménageoit du temps pour apprendre l'Anglois, devenu ſi utile à ceux qui ambitionnent la gloire d'exceller dans les ſciences ; &, en l'apprenant, il traduiſit en François l'Hémaſtatique, ou la Statique des Animaux du célebre M. Hales. Il y joignit un commentaire, qui fut imprimé à Geneve en 1744, avec la traduction du texte, & deux Diſſertations du Traducteur, l'une ſur la fievre, & l'autre ſur l'inflammation. L'inſuffiſance des explications prétendues méchaniques eſt démontrée dans ces Diſſertations, où l'ame principe des mouvements du cœur, paroît jouer le principal rôle. M. de Sauvages développe ici les mêmes idées qu'il vouloit faire régner dans l'école, & il les expoſe à l'Univers ſavant.

Sa Traduction de l'Hémastatique ne pouvoit être d'ailleurs que favorablement accueillie. Elle fut, avec tout ce qui l'accompagne, mise à son tour en Italien par une jeune Napolitaine, & en Allemand à Leipsick, avec les notes particulieres que Mademoiselle Ardingheli, c'est le nom de cette savante Italienne, avoit ajoutées à celles du Traducteur François.

En 1740, M. de Sauvages fut nommé par le Roi pour faire, à la place de M. Chicoyneau le fils, qui venoit de mourir, les démonstrations des plantes au Jardin royal de cette Ville, alternativement avec M. Fitz-Gerald, qui, étant mort lui-même en 1748, le laissa pour plusieurs années chargé de tout ce travail. Il eut en 1752 un Brevet de Sa Majesté, qui, avec le titre de Professeur royal de Botanique, lui en attribuoit plus particuliérement les fonctions pendant la jeunesse de celui que ces mêmes fonctions regardoient naturellement. C'étoit servir M. de Sauvages que de fournir de l'aliment & de l'exercice au goût qu'il avoit toujours témoigné pour la Botanique. Ses leçons sur cette science eurent beaucoup d'éclat : on couroit en foule pour l'entendre ; on le suivoit dans ses herborisations à la campagne, d'où il rapportoit de temps en temps différentes plantes, dont ce pays s'étoit cru jusqu'alors dépourvu. Il en faisoit venir en même temps quantité d'étrangeres. Avec nos richesses, croissoit le nombre de ceux qu'il rendoit capables d'en faire usage : on voyoit naître sur ses pas des plantes & des Botanistes.

Il fit paroître en 1751 son Ouvrage, intitulé *Methodus Foliorum*, ou Exposition d'une nouvelle Méthode pour connoître les especes par les feuilles. Là se trouve le Catalogue d'environ 500 plantes des environs de Montpellier, qui manquent dans le *Botanicum Monspeliense* de M. Magnol. Ce même Catalogue, sous le nom de *Flora Monspeliensis*, est encore inséré dans le IV tome des *Amœnitates Academicæ* de M. Linnæus. Cet illuste Chef des Botanistes de nos jours, déjà depuis longtemps en correspondance avec M. de Sauvages, marquoit publiquement en toute occasion l'estime qu'il avoit pour lui. Il faut remarquer que des 500 plantes dont nous parlons, il y en a plusieurs que M. de Sauvages a caractérisées & nommées. Il a fait cinq genres nouveaux, le *Trianthemum*, l'*Ebenus*, le *Camphorosma*, le *Buffonia* & le *Reaumuria*; ces deux derniers sont consacrés à deux hommes célebres : les Botanistes sont dans l'usage de faire de ces sortes de présents, non seulement à leurs pareils, mais encore à d'autres personnes distinguées. Il étoit juste que M. de Sauvages en eût un de cette espece; il le dut à M. Linnæus qui donna le nom de *Sauvagesia* à une plante venue de la Cayenne. M. Boerhaave avoit de même autrefois gravé sur une plante le nom de feu M. Nisiolle, un des plus savants Botanistes de cette Compagnie.

L'ordre chronologique des productions de M. de Sauvages nous conduit à ses Eléments de Physiologie & à sa Pathologie méthodique, deux Traités où la force motrice de l'ame n'est pas oubliée, composés en Latin pour l'instruction principalement des Etudiants en Médecine, & publiés en 1755 & 1759. Nous trouvons de plus, en négligeant ou confondant les dates, un grand nombre de Dissertations latines sur des sujets particuliers très-intéressants. Tantôt il y ouvre de nouvelles sources de pronostics pour les maladies; tantôt il examine les avantages que peut avoir la maniere dont on pratique la Médecine chez les Chinois : ici son objet est d'établir l'influence des astres sur le corps humain; influence physique, bien différente de celle que nous avons traitée, au commencement de cet Eloge, d'aveugle superstition : là, voulant dévoiler la nature du fluide nerveux, il imagine le premier,

& prouve, autant qu'on le peut, par la plus exacte analogie, que ce fluide est le même que le fluide électrique; sentiment adopté depuis presque universellement, & qui compte entre ses partisans le fameux Physicien de Philadelphie, M. Franklin, dont le suffrage, dans tout ce qui concerne l'Electricité, ne peut être que d'un grand poids.

On trouvera dans le quatrieme tome de la Collection de M. de Haller une Dissertation de M. de Sauvages (a), où il a rassemblé tout ce qu'il avoit dit ailleurs de plus fort pour établir son systême de l'action de l'ame, comme principe des mouvements du cœur. Cet Ecrit lui attira une critique très-polie & de M.

(a) Cette Dissertation est intitulée: *De Naturâ redivivâ seu de imperio animæ in cor.*

Eberhard, Professeur de Mathématiques à Wittemberg, & aujourd'hui de Médecine à Hall en Saxe. M. de Sauvages répondit avec la même politesse, aussi éloignée de l'ancien ton des Ecoles, qu'assortie au ton moderne des Académies.

Il avoit pris ce ton de bonne heure, & il avoit aisément acquis toute la perfection. Il s'étoit vu dès 1731 attaché, sous le titre de Correspondant, à la Société royale des Sciences, qui, l'ayant nommé Adjoint quelque temps après, l'avoit enfin élevé en 1740 au grade d'Associé dans la classe des Botanistes. Peu d'Académiciens, nous pouvons le dire, ont été plus assidus que lui, & ce qui est tout autrement important, plus utiles à nos Conférences. Il se présentoit rarement les mains vuides ; il rendoit la plupart de nos Séances intéressantes, ou par ses propres ouvrages, ou par ceux que lui envoyoient continuellement divers Savants de l'Europe, ses Correspondants.

Un caractere d'utilité, plus prochaine & plus sensible, distingue, entre tous les différents Mémoires que nous avons de lui, son Ecrit sur la maladie des Bœufs du Vivarais, ses Observations sur les Eaux minérales d'Alais, le détail qu'il nous a donné des guérisons opérées à Montpellier par le moyen de l'Electricité, son Mémoire sur la maniere d'élever les vers à soie, sujet qu'il abandonna bientôt à M. l'Abbé de Sauvages, son frere, qui l'a traité, comme l'on sait, avec le plus grand succès.

Les Recueils de l'Académie

des Sciences de Paris offrent deux Mémoires de M. de Sauvages, envoyés en 1739 & 1742 pour notre tribut annuel. L'un de ces Mémoires met en évidence les qualités nuisibles de certaines plantes ; l'autre est la Relation de la maladie d'une fille, tout à la fois somnambule & cataleptique.

Un fait particulier à notre Académicien, c'est qu'après la mort de M. de Plantade, la place de Secretaire ayant vaqué dans la Compagnie environ un an & demi, il en fit durant ce temps-là les fonctions, sans que le soin qu'il prenoit de rassembler & de mettre en ordre les productions des autres l'empêchât de produire beaucoup lui-même.

Quoique ses recherches se soient étendues sur presque toutes nos Sciences, nos volumes prouveront que, même dans l'Académie, l'application des Mathématiques à la Médecine fut toujours un de ſes grands objets; ce qui lui donna plus d'une fois occaſion de nous entretenir de ſes diſputes avec les Profeſſeurs, ſes Confreres, dont pluſieurs étoient auſſi les nôtres, comme Académiciens. La Société, priſe pour juge de certains points conteſtés, décida toujours en faveur de M. de Sauvages, en s'abſtenant de toucher à des queſtions métaphyſiques, qui ne ſont nullement de ſon reſſort.

Les Compagnies ſavantes étrangeres ornerent leurs liſtes du nom de M. de Sauvages. Il étoit des Sociétés royales de Londres, d'Upſal & de Stockholm, de l'Académie de Berlin, de celle de l'inſtitut de Bologne, des trois Sociétés établies à Florence, de l'Académie Impériale des Curieux de la Nature, qui, en l'aggrégeant, lui donna le nom de Straton ſecond.

Ces différentes adoptions académiques, en le rendant plus célebre, augmentoient le nombre de ceux qui recherchoient ſa correſpondance. On ne finiroit point, ſi l'on vouloit ſimplement nommer les Savants, tant du Royaume que des Pays étrangers, qui ſe faiſoient honneur d'être en commerce avec lui.

Aux Académies empreſſées de ſe l'aſſocier, il faut joindre celles qui couronnerent ſes travaux. Il remporta le prix en 1748, au jugement de l'Académie des Sciences & Belles-Lettres de Toulouſe, par une Diſſertation ſur la rage. Deux ſavants Traités, dont l'un a pour objet l'action des médicaments, & l'autre, les effets de l'air ſur le corps humain, lui firent décerner les mêmes récompenſes littéraires par l'Académie de Bordeaux. Celle de Rouen lui donna une ſemblable couronne pour l'Ecrit qu'il lui avoit envoyé ſur les animaux venimeux de France. Il concourut pour le prix propoſé par l'Académie de Berlin, ſur la queſtion célebre de la cauſe du mouvement muſculaire, & l'Ouvrage qu'il avoit préſenté fut imprimé à la ſuite de celui qui avoit eu la préférence.

Nous ne faiſons qu'indiquer des Ecrits ſuffiſamment connus. Les deux Diſſertations couronnées à Bordeaux, ont été traduites en Italien, & commentées par M. Manetti, ſavant Profeſſeur de Florence. La Diſſertation ſur la rage a reçu juſqu'à trois fois l'honneur des éditions poſtérieures.

On demandoit à M. de Sauvages depuis long-temps une nouvelle édition du Traité des Claſſes des Maladies qui étoit devenu rare, & il avoit promis de la donner : il fit bien plus que de tenir ſimplement ſa parole, lorſqu'il publia ſon grand Ouvrage, intitulé : *Noſologia methodica ſiſtens Morborum claſſes, genera & ſpecies, &c.* en cinq volumes *in*-8°. imprimé à Amſterdam en 1763.

Il eſt viſible en effet que ce dernier Ouvrage l'emporte infiniment ſur celui que l'on avoit redemandé : c'eſt toujours le même projet d'une diſtribution méthodique des maladies en claſſes, en genres & en eſpeces; mais ici la matiere s'eſt prodigieuſement accrue dans l'exécution, & la forme eſt preſque nouvelle. L'arrangement total eſt mieux entendu; les obſervations ſont en bien plus grand nombre & plus variées. L'Auteur indique les ſources où il a puiſé: il a reçu des ſecours d'un de ſes Confreres dans l'Académie, M. Cuſſon, Docteur en Médecine de Montpellier, qui lui a fourni l'idée & les principaux détails d'une des Claſſes, avec certaines eſpeces & certains genres dans les autres Claſſes, & quelques ordres particuliers.

Dix claſſes comprennent 295 genres, ſous leſquels viennent ſe ranger environ 2400 eſpeces de maladies juſqu'ici obſervées. Quel nombre prodigieux d'ennemis! M. de Sauvages ne ſe flattoit cependant pas de les connoître tous.

Sa Nosologie est dédiée à la savante Mademoiselle Ardingheli : il se souvenoit d'avoir été traduit par elle, & même embelli.

On peut dire avec vérité que M. de Sauvages a donné, dans sa Nosologie méthodique, un Dictionnaire des maladies universel & raisonné ; une introduction générale à leur connoissance ; un Traité, qui tient le milieu entre la Pathologie, qui considere nos maux, & la Thérapeutique, qui s'applique à les guérir ; un Ouvrage vraiment classique, nécessaire aux Commençants, & que les plus expérimentés dans l'Art doivent eux-mêmes sans sans cesse consulter ; le Bréviaire des Médecins, comme on a dit autrefois d'une des Tragédies du grand Corneille, qu'elle étoit le Bréviaire des Courtisans.

Doit-on s'étonner après cela que la réussite de cet Ouvrage ait été des plus marquées; qu'on l'ait imprimé déjà plus d'une fois; que plusieurs fameux Professeurs se soient empressés d'en adopter entiérement l'esprit & la méthode; que le célebre M. Linnæus ait pris la Nosologie méthodique pour base de ses leçons de Médecine dans l'Université d'Upsal.

Ce Savant Suédois, l'un de nos Associés étrangers, avec qui M. de Sauvages entretenoit toujours une exacte correspondance, doit fixer ici plus particuliérement notre attention. Il admiroit les Ouvrages dont nous avons parlé; il aimoit tendrement & même passionnément l'Auteur, qui de son côté lui avoit voué les mêmes sentiments: c'est une espece de phénomene que

que cette vive amitié de deux personnes, qui ne s'étoient jamais vues. Nous ne doutons point que M. Linnæus n'ait donné des larmes sur une perte que nous avons tant de sujets de déplorer. Il parloit sans cesse de M. de Sauvages, comme d'un des plus grands ornements qu'ait jamais eu la Faculté de Montpellier; il le préféroit sans hésiter à des hommes sublimes, qui ont fait aussi la gloire de ce siecle. En lui écrivant, c'étoit tantôt, *au grand, à l'illustre Sauvages;* tantôt, *au Prince des Médecins.* Il savoit bien qu'il blesseroit par-là l'extrême modestie de son ami; mais il ne pouvoit se résoudre à supprimer l'hommage qu'il croyoit devoir en toute occasion à un mérite si éminent.

Il étoit ordinaire à notre Académicien de recevoir ces épithetes honorables des étrangers, dont plusieurs, voyageant dans d'autres parties de la France, se détournoient pour le venir voir à Montpellier, où sa chaire de Professeur le fixoit.

On se souvient encore d'un Seigneur Prussien, qui, en arrivant dans cette ville, demanda qu'on le conduisît chez celui qu'il appelloit *le Grand Sauvages*, & qui témoigna sa surprise & son indignation même, en voyant que ceux à qui il s'adressoit, ne savoient d'abord à quel personnage il donnoit ce nom.

Les Ecrits qui lui avoient acquis cette réputation, étoient les résultats précieux de sa vaste lecture, de ses méditations profondes, de ses observations sur sur son art; de ses calculs mathématiques, d'un grand nombre d'expériences de Physique & d'Hydraulique, souvent faites par lui-même. Il composoit du reste avec une extrême facilité. Dès qu'il avoit une fois conçu & bien médité son sujet, il laissoit aller sa plume avec une rapidité prodigieuse; de-là des négligences dans son style, qui pourroit en général être plus châtié. Il suivoit d'ailleurs très-scrupuleusement, en écrivant sur les Sciences, certains principes rigoureux qu'il s'étoit faits; il rejetoit, au mépris de son ancienne Poésie, la plupart des expressions figurées, plusieurs métaphores même, dont l'usage est familier, & qui donnent au discours plus d'agrément & de vivacité : ce défaut d'ornements étoit au fond un inconvénient aſſez médiocre, & les étrangers ſur-tout n'en ont jamais paru choqués.

Quelqu'attaché qu'il fût à ſon cabinet, à ſes livres, à ſes expériences, il quittoit tout pour les malades qui réclamoient ſon ſecours. Ils furent d'abord en petit nombre : ce n'eſt pas qu'il n'eût du talent pour la pratique ; mais il ignoroit entiérement l'art de ſe faire valoir, & il falloit du temps pour réduire au ſilence ceux qui prétendoient borner ſon mérite à la ſimple ſpéculation. Les étrangers lui rendirent bientôt juſtice : il lui venoit de toutes parts un nombre infini de conſultations, & même il commençoit à pratiquer dans la ville plus qu'auparavant, lorſque la mort nous l'a enlevé.

Sa maladie, qui dura près de deux ans, ſe manifeſta par une difficulté de reſpirer, qui, réſiſtant à tous les remedes, & augmentant toujours, ne l'empêcha pas néanmoins de vaquer, pendant un temps, à ſes travaux ordinaires. Il continua de fréquenter & les Ecoles de Médecine & l'Académie; il prépara quelques augmentations pour une nouvelle édition de la Noſologie méthodique; il mit la derniere main à un grand nombre de Mémoires, deſtinés par cette Compagnie à l'impreſſion: ces Mémoires, ainſi perfectionnés, me furent remis par lui-même deux mois avant ſa mort.

Il étoit alors obligé de garder la chambre, & enfin il fut forcé de s'aliter: sa poitrine, vivement attaquée, fit prononcer qu'il étoit sans ressource. Il ne s'occupa bientôt plus que de l'autre vie; & muni des secours de la Religion, il mourut dans les dispositions les plus édifiantes, le 19 Février 1767, âgé de 60 ans & 9 mois. Il avoit enseigné la Médecine dans la Faculté de Montpellier pendant près de 33 ans, soit en qualité de survivancier de M. Marcot, soit après la mort de ce dernier, comme Professeur Titulaire.

Les sentiments qu'il a fait paroître en finissant, étoient la suite de ceux qu'il avoit eu toute sa vie. Les vérités de la Foi le trouverent dans tous le temps plein de respect & de soumission,

Il avoit étudié les preuves du Christianisme, pour être en état de montrer, dans l'occasion, qu'elles sont dans leur genre aussi concluantes que les démonstrations géométriques: il ne s'en étoit pas tenu, sur cette importanre matiere, à la théorie; & long-temps avant sa mort, on la vu vivre, non-seulement en honnête homme, mais encore en très-bon Chrétien.

Il étoit simple dans ses mœurs comme dans son caractere. Il communiquoit sans peine ce qu'il savoit, & il recevoit des autres aussi volontiers ce qu'ils étoient en état de lui apprendre. Ses connoissances passoient sans faste dans ses conversations: nulle envie d'étaler. Il portoit quelquefois dans le monde cet air que l'on prend dans le Cabinet,

& qui s'oppose si souvent malgré nous à l'enjouement & aux graces.

Il avoit épousé en 1748 Jeanne Yolande Foucard d'Olimpies, fille de Nicolas Foucard d'Olimpies, Capitaine au Régiment Dauphin, Dragons, Chevalier de Saint Louis, & sœur de Monsieur le Lieutenant de Roi de Montpellier; avec laquelle il a vécu dans la plus parfaite union. Il en a laissé deux fils & quatre filles.

Plusieurs freres qu'il avoit se sont tous distingués dans différentes professions: on a déjà parlé du goût de l'ainé pour les Mathématiques. M. l'Abbé de Sauvages, l'un d'entr'eux, connu par plusieurs Ouvrages, est Associé Vétéran dans cette Compagnie : il eſt fâcheux pour nous que, retenu par d'importants devoirs, il ne puiſſe nous conſoler par ſa préſence de la perte d'un frere dont nous regretterons long-temps, & les talents ſublimes, & l'utile aſſiduité.

TABLE
DES DISSERTATIONS
DU TOME PREMIER.

DISSERTATION
SUR LA NATURE
ET LA CAUSE
DE LA RAGE,
DANS LAQUELLE
ON RECHERCHE QUELS EN PEUVENT être les préservatifs & les remedes;

Piece qui a remporté le prix de l'Académie Royale des Sciences, Inscriptions & Belles-Lettres, proposé pour l'Année M. DCC. XLVIII, selon la Fondation faite par la Ville de Toulouse,

Par M. François de Sauvages, Conseiller - Médecin du Roi, Professeur en Médecine, de la Société Royale des Sciences de Montpellier, & des Académies d'Upsal & de Stockholm.

DISSERTATION

DISSERTATION SUR LA RAGE.

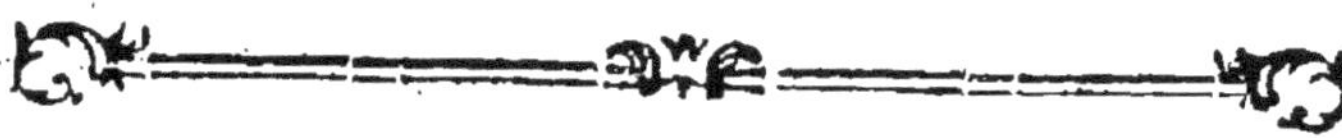

DESSEIN DE L'AUTEUR.

I. LES Auteurs qui ont écrit sur la Rage, entr'autres Cœlius - Aurelianus, Schenkius; & parmi les modernes, Mrs. Lister & Astruc, n'ont rien laissé à desirer sur les dénominations, (a) les symptomes, (b) l'origine,

(a) Græcè Hydrophobia. Cylyssos. Phobodipsos. Pheugydron. Latine Rabies. Aquæ pavor. Ægri Hydrophobi, Hygrophobi. Aerophobi. Brachipotæ. *Hypp. Pantophobi Lyssodectoi.*

(b) Appetentia vehemens atque timor potûs sine ulla ratione. *Cœl. Aur.*

(c) enfin l'histoire de cette Maladie On sait que l'horreur de la boisson en fait le principal caractère: mais on est encore dans de grandes ténebres à l'égard de sa *nature*, de sa *cause*; & ce qui est le plus fâcheux, de ses *préservatifs* & de ses *remedes*. Et comme quand on s'en tient plus au raisonnement qu'au hazard, c'est par la connoissance des causes qu'il faut être conduit à celle des remedes, c'est aussi par leur recherche ou par la théorie qu'il faut commencer. Dans cette vue, nous mettrons à profit les Observations que ce siecle a ajoutées à celles des temps les plus

---

(c) Homer. Iliad. l. 9. v. 233. Cœlius-Aurelius dit, que le premier qui en a écrit fut Démocrite.

Schenckius a compté un bon nombre d'Auteurs, comme Salius, Palmarius, qui ont très bien écrit sur la Rage. M. Astruc a ramassé & digéré de bonnes Observations des Hydrophobes de Meynes, d'après M. Barbuty, & de celui de Maruejols, d'après trois Médecins du Pays même. Nous le citerons souvent, pour les faits que personne n'a mieux manié que ce savant Professeur de Toulouse, qui est bien au-dessus de mes éloges.

reculés ; nous les supposerons connues & présentes au Lecteur, pour ne pas trop grossir cet Ouvrage, en y compilant & répétant ce qui se trouve ailleurs.

Ce qui donne occasion à la Rage.

II. La Rage ou Hydrophobie, qui vient d'elle-même, comme il arriva au premier qui l'eut, & telle qu'elle se produit encore dans certains animaux, s'appelle *Spontanée* : Si elle vient en conséquence de la morsure ou de l'attouchement d'un autre animal enragé, elle est communiquée.

RAGE SPONTANÉE.

III. L'homme tombe rarement dans la Rage spontanée; cependant il n'en est pas absolument exempt : un Auteur (*d*) qui aime fort le merveilleux, assure avoir observé cinq fois, ou l'aversion pour l'eau, ou la fureur jointe à cette aversion, dans

(*d*) Macell. Donat. hist. Med. mirabil. l. 6. c. 1.

des perſonnes attaquées de fievre maligne, ou de phrénéſie. Salmuth & Petr. Salius (e), rapportent auſſi des hydrophobies ſpontanées. La colere & l'épilepſie ont ſouvent rendu les morſures très-vénimeuſes : ainſi les curieux de la nature rapportent qu'un jeune homme s'étant mordu le doigt dans un tranſport de colere, eut dès le lendemain tous les ſymptomes de la Rage & en mourut. M. Vendeli, Médecin du Duc de Modene, connoît un épileptique qui a une ou deux attaques de convulſions chaque année, au ſortir deſquelles il a durant quelques heures une véritable horreur de la boiſſon. Malpighi (f) a fait auſſi l'hiſtoire d'une femme qui devint Hydrophobe en conſéquence d'une morſure que lui fit ſa fille, priſe d'une attaque d'épilepſie.

(e) Eſſais d'Edimbourg, tom. 1. pag. 349.
Borellus, cent. 3. obſ. 38.
Condronch c. de Hydr.
Cent. 2. obſ. 52.
De affect. partic. Sanches, p. 378.
Miſcel. natur. cur. anno 1706.

(f) Oper. poſth. p. 55.

IV. Parmi les animaux qui enragent d'eux-mêmes, on compte le Loup, le Chien & le Renard, tous quadrupedes du même genre, desquels, (g) 1°. les humeurs tendent plus à la corruption que celles des autres animaux carnaciers. (h) 2°. Leurs entrailles exhalent, quand on les ouvre, une ordeur forte & désagréable. 3°. Ils ne suent que très-difficilement, leur sang étant extrêmement gluant, & leur cuir très-serré. (i) 4°. Ils enragent le plus souvent en Hyver; témoins les Observations de Mrs. Astruc, Lister, Rivalier, &c. saison où la faim dévore les Loups, les échauffe intérieurement, où l'électricité est la plus forte. 5°. Les charognes des brebis mor-

---

Beckerus Microc. Med.
Hildan. cent. 1. obs. 84.

(g) Linnæus, Fauna Suec. p. 5.

(h) On observe que les animaux carnaciers ont les humeurs plus disposées à la corruption. Et M. Mead, *Tr. de Viperâ*, remarque que les insectes venimeux, comme la Tarantule, le Scorpion, la Vipere, sont tous carnaciers, mangeant d'autres insectes.

(i) Hæmast. exper. 9. pag. 43.

tes de charbon, & les eaux croupissantes dont ils se nourrissent en Eté (x) les disposent, & peuvent engendrer dans leur corps, ou faire éclore les différents vers, insectes serpentaux qu'on a observé dans le cerveau, les reins & les sinus de ceux qui sont morts de Rage, outre les vermisseaux rouges que l'on voit toujours dans leur glande de vercelloni au milieu de l'œsophage.

V. Les circonstances de la Rage spontanée dans l'homme, marquent un grand mouvement dans le fluide nerveux, & dans les bêtes, une grande corruption des humeurs. Quant aux vers que M. Desaut croyoit par leur irritation causer la Rage, bien qu'il avoue les avoir scrupuleusement cherchés dans des cadavres d'animaux morts de Rage, sans les trou-

---

(x) La division qu'un Auteur fait de la Rage en *Australe* & *Septentrionale*, à raison des saisons, & des climats chauds ou froids, où on l'observe, me paroît peu utile; celle qu'on en fait en Rage *Muë* & en Rage *Blanche* n'en distingue pas les especes, mais seulement les degrés.

ver, ils nous paroissent l'effet de la corruption qui développe leurs œufs : les Chevres & les Brebis en ont presque toujours dans les sinus frontaux, dans le conduit choledoque, & n'enragent pas pour cela.

RAGE COMMUNIQUÉE.

VI. La Rage se communique d'un sujet à l'autre de deux manieres ; car ou la salive de l'homme est immédiatement infectée de la bave de l'animal, ou bien la bave de l'animal infecte d'abord le sang, au moyen d'une morsure, & ensuite l'infection se communique à la salive.

Infection immédiate de la salive.

VII. La salive est immédiatement infectée par six moyens ; 1°. en tirant le souffle vaporeux & chaud d'un animal enragé, comme l'observe Cœlius ; 2°. en portant à la bouche des aliments salis de cette bave : ainsi, au rapport de Palmarius, (*l*) on a vu des Bœufs, Chevaux

(*l*) Palmar. de morb. contag. pag. 266.

& Mulets devenir Hydrophobes, pour avoir mangé de la litiere de Cochons enragés; 3°. en passant à la bouche des corps infectés, même depuis long-temps, de cette bave, comme il arriva à la Couturiere dont parle Cœlius; (m) 4°. en recevant un baiser des personnes ou des animaux qui ont cette maladie: ainsi le pere dont parle Cardan, (n) ayant, avant de permettre qu'on le liât, fait un baiser à chacun de ses enfants, les fit tous mourir de rage. Et le Patricien Brasca (o) la prit de même en faisant un baiser à son petit chien, avant de l'envoyer tuer. 5°. En recevant une morsure au visage, dans les joues, où passe le conduit de Stenon; aux oreilles, où sont les parotides; aux glandes maxillaires, &c. d'où la bave est portée avec la salive dans la bouche. 6°. Ou enfin recevant ces blessures aux yeux, au nez, aux si-

(m) Cœl. Aur. c. 1.

(n) Cardan. contract. 9. tr. 5. l. 2.

(o) Palmar. ibid.

nus frontaux, d'où l'humeur est portée par les arriere-narines au gosier. Telle fut l'aventure de Marie Dajonne, (p) blessée aux temples, qui par cette voie avala le sang, qu'elle rejeta quelques jours après.

VIII. Sur quoi il faut remarquer que la Rage prise par l'infection immédiate de la salive, se déclare tout de suite, ou beaucoup plutôt que celle qui se prend par des morsures, où il n'y a que le sang, & non la salive, qui puisse s'infecter. Ainsi Marie Dajonne ne tarda pas trois jours à devenir enragée; les enfants, dont parle Cardan, sept jours; les Chasseurs, qui au rapport de Fernel, (q) mangerent d'un Loup enragé, tarderent peu, & les Voyageurs à qui un Cabaretier fit manger d'un Cochon enragé, devinrent furieux tout de suite, & se mordirent les uns les autres. Cette histoire est attestée par un Auteur

(p) Astruc. de Hydr. pag. 10.
(q) Fernel de abd. l. 2. c. 14.

obſcur, (r) & n'eſt pas aiſée à croire; mais dans cette maladie

Le vrai peut quelquefois n'être pas vraiſemblable. Deſpreaux.

INFECTION MÉDIATE.

IX. La Rage qui ſe communique d'abord par le ſang, eſt plus commune quand on eſt mordu par des chiens; car c'eſt le plus ſouvent aux jambes & aux mains; plus rare, quand c'eſt un Loup, qui a coutume de ſe dreſſer, d'embraſſer l'homme, de lutter avec lui face à face, & par-là de le mordre au viſage: ſi la ſalive n'eſt pas infectée, la rage tarde communément quarante jours à ſe déclarer; plutôt ſi la quantité de la bave reçue eſt plus grande, ſa qualité plus active, & ſi le malade eſt ſanguin ou bilieux; plus tard ſi la bave reçue eſt moins abondante, ſon énergie moindre, & ſi le malade eſt froid ou pituiteux.

X. Le célebre Balde, (ſ) mor-

(r) Surius in Schenkio.
(ſ) Mathiol. in Dioſc. pag. 1008.

du par un chien qu'il aimoit, n'enragea que quatre mois après. Le Paysan dont M. Haguenot rapporte l'histoire, (t) ne devint Hydrophobe qu'après quatre mois & demi. Fabrice de Hilden (u) vit une Dame en qui la Rage revint périodiquement de sept en sept années, durant l'espace de trente ans. M. Chirac vit un jeune Marchand de Montpellier, qui n'enragea que dix ans après, quand revenant de Hollande, où il avoit été, après avoir été mordu à même-temps que son frere le cadet, il apprit la mort tragique de celui-ci, arrivée quarante jours après leur morsure. (x) Robert de Chambourigaud, (y) mordu par un Loup en Février 1746. se portoit au mieux,

(t) Extrait de la Société Royale de Montp. 1730. pag. 7.

(u) Fabrice de Hild. cent. 5. obs. 86.

(x) J'ai plusieurs autres Observations d'Hydryphobie, mais qui n'ont rien de singulier, & qu'on ne trouve dans celles qui sont imprimées, & qui par-là ont acquis plus d'autorité pour être citées.

(y) Mém. de la Soc. Royale, *Ibid.*

& tailloit sa vigne le 33e jour; un Paysan imprudent qui passe, lui dit à propos de son aventure, qu'un tel & un tel étoient morts de Rage six mois après leur morsure. Robert entendant ce propos, à peine est retourné à sa maison, qu'il est triste, rêveur, dégoûté, ses cicatrices s'enflamment d'une façon horrible, la fievre le saisit, on le saigne quatre fois en douze heures, il a horreur de l'eau, & les autres symptomes de l'hydrophobie; enfin le cinquieme jour il se pendit, pour terminer, disoit-il, ses souffrances.

XI. Parmi ceux qui sont mordus, il faut bien distinguer ceux qui le sont à nud d'avec ceux qui ne le sont (z) qu'à travers les vêtements, les morsures n'étant dangereuses qu'à raison de la bave; si les dents de l'a-

(z) Un Loup, durant l'Hyver de 1718. passa à travers un gros troupeau de moutons, & en mordit bon nombre à droite & à gauche; mais la laine les garantit tous; la petite Bergere fut mordue à la mâchoire inférieure, fut à la mer, & ne laissa pas de tomber huit jours après dans la Rage: ce

nimal ont des habits épais à traverser, elles y laisseront toute leur bave, & le malade n'aura point la Rage. C'est ainsi qu'Anne Chabrier & Jean Montagnon, mordus au bras, quoique jusqu'à l'os, par le même Loup que Robert, mais mordus à travers leurs habits, en furent exempts, de même que dix-sept habitants de Meynes, sur vingt-deux qui avoient été mordus: mais je n'ai point d'observation propre, ni d'histoire un peu exacte de morsures faites aux mains ou au visage par un animal vraiment enragé, qui n'aient été suivies de l'Hydrophobie, au moins quand on n'a pas eu recours aux remedes, dont nous parlerons.

XII. Tout ce que nous avons dit jusqu'ici, fait voir clairement que c'est dans la bave que consiste le venin de la Rage, & qu'il se prend ou par les voies naturelles de la sa-

---

qu'elle eut de singulier, c'est qu'elle faisoit claquer ses dents durant les accès avec une force surprenante. Elle mourut le troisieme jour.

live, ou par des blessures. On trouve pourtant trois Observations qui portent à croire que ce venin chaud & abondant peut se faire jour à la peau : Mathiole (*a*) assure avoir vu deux personnes que la seule éclaboussure de la bave avoit ainsi infectées ; & un Auteur (*b*) atteste qu'un homme de marque, appellé Coqueranus, enragea pour avoir enfoncé la main dans la gueule d'un Loup hydrophobe, sans en avoir été mordu. Je sais pourtant que des Chirurgiens ont porté souvent & impunément le doigt dans la bouche de gens qu'ils croyoient n'avoir qu'une squinancie, comme le Paysan dont M. Haguenot fait l'histoire, & qui le surlendemain étoit dans la grande Rage : cette différence vient apparemment de ce que la salive humaine ne s'infecte pas tant, à beaucoup près, que celle du Loup, sur-tout quand il est au dernier période de la Rage.

(*a*) Mathiol. in Diosc. pag. 1009.
(*b*) Math. de Grædi. consil. 82.

Pourquoi les symptomes sont différents.

XIII. Le nombre & la véhémence des symptomes varie beaucoup, selon la quantité & l'activité du venin reçu. 1°. L'un & l'autre augmentant dans les sujets, à raison de leur tempérament, comme nous l'avons insinué (N°. IX). 2°. A raison du genre d'animal qui mord, les restes étant égaux, le venin du Loup est plus actif que celui du Chien; (c) celui-ci l'est plus que celui de l'homme: On a vu, par exemple, une fille qu'un jeune homme enragé avoit mordue au doigt, (d) traîner durant un mois une Rage déclarée, & en guérir; ce qu'on n'a pas vu après des morsures d'autres animaux. 3°. A raison du sexe; dans les femmes hydrophobes en général, les symptomes sont moins violents que dans les hommes: les quatre femmes de Meynes moururent tranquillement: (e) les deux hom-

(c) Petr. Salius l'a cru de même.
(d) Hist. de l'Acad. 1699.
(e) M. Astruc. dissert. de Hydroph.

mes, dont il eſt fait mention dans le même Ouvrage, eurent beſoin d'être liés. 4°. Les reſtes étant égaux, la force de la Rage répond à la force ordinaire du ſujet qui l'a. Nous obſervons la même choſe dans les Pleuréſies, la Phréné ſie, & les autres maladies aiguës, qui ſont des efforts que fait la nature pour ſe délivrer des matieres morbifiques : or le danger étant égal, les efforts ſont proportionnés à la puiſſance mouvante. 5°. Si l'animal eſt extrêmement irrité, (*f*) non-ſeulement il fait de plus grandes & de plus nombreuſes morſures, & partant il communique plus de venin ; mais encore à raiſon de la colere, le venin doit être plus actif, comme l'expérience & les raiſons que nous en rap-

(*f*) De tout temps on a regardé la morſure des animaux & des hommes irrités, ſans être enragés, comme venimeuſe. *Becker in Microc. Med. Hildan. cent.* 1. *obſ.* 86. outre les exemples cités (111) l'ont obſervé ; Etmuller le donne comme bien aſſuré, *pag.* 432. *Tranſact. Philoſ.* 1733. par M. Mortimer.

porterons, l'insinuent. 6°. Enfin, si la Rage est dans son plus haut degré dans le temps de la morsure ou de l'infection, le venin étant & plus abondant & plus exalté, l'irritation & la force du coup étant plus grandes, le venin agira plutôt & plus fortement dans la raison, composée de celle de toutes ces conditions. D'où il aisé de conclure que les Hydrophobies doivent différer beaucoup entr'elles, comme on l'observe effectivement.

Deux sortes de parties dans la bave.

La Volatile.

XIV. La bave de l'animal enragé est composée de deux parties, qu'il faut distinguer; savoir, d'une fixe, qui est cette salive écumeuse & gluante qui tombe sous les sens; l'autre volatile & ignée, qui s'évapore aisément. Celle-ci cause vraisemblablement les piquûres vives, semblables à des traits de feu que Jeanne Dajonne & Marie Pelissier de Meynes ressentoient d'abord à leurs plaies, & étant chaude & copieuse, elle put infecter *Coqueranus* & les Malades de Mathiole à travers la peau ; mais communément elle s'évapore, lors de la morsure. Nous verrons plus bas comment la partie fixe, séjournant quarante jours dans la plaie, se volatilise, & produit après ce temps un feu dévorant, qui se répand dans les entrailles du malade, & de pareilles piquûres qui le tourmentent sans cesse.

LA FIXE.

XV. Quand la bave n'est ni chaude, ni abondante, ni extrêmement active, & qu'ainsi elle ne cause point ces piquûres à la partie mordue, cette plaie n'a rien de différent des plaies ordinaires & non venimeuses ; elle arrive en si peu de temps à une si parfaite guérison, que les malades, ou pour mieux dire les mordus, se rassûrent aisément sur les événements à venir ; il en est peu qui n'aient totalement oublié la cause ou l'occasion de leur rage, quand ils en sont attaqués. (g) Un mal à venir, auquel on ne se voit aucune disposition, dont on ne sent aucune marque, ne frappe guere l'esprit des personnes occupées du soin de vivre d'un jour à l'autre, je veux dire des Paysans, qui sont les plus exposés à ces sortes de morsures: nous éprouvons tous les jours que quand nous nous portons bien, nous ne pensons pas pouvoir devenir malades.

La fixe se colle aux chairs.

XVI. La partie fixe & visqueuse de la bave, qui est sans contredit le véhicule du venin, s'imbibe dans les déchirures, se colle à la surface inégale de la plaie, adhere même aux parties solides, de la même façon & par la même méchanique que de l'huile ou une liqueur grasse s'attache au tissu même d'une étoffe, puisque ni le sang qui s'en écoule, ni la suppuration

(g) Mead. de Rabido cane. pag. 58.

qui ſurvient bientôt, ni les digeſtifs qu'on met deſſus, ne peuvent l'enlever, & qu'au bout de quarante jours elle y donne des marques de ſa préſence, (car ſans aucune cauſe évidente la cicatrice s'enflamme, ſe releve en broderie, ſe rouvre quelquefois) qu'on y reſſent les mêmes piquûres, ſemblables à des traits de feu, & qu'enfin on en voit couler une ſanie virulente, tous avant-coureurs de la Rage prochaine.

Elle eſt le levain de la Rage.

XVII. Cette bave gluante contient évidemment le venin de la Rage: mais bien enveloppé, & qui a beſoin d'une longue coction, ou préparation, pour devenir propre à produire cet effet, puiſque cet effet tarde ſi longtemps à paroître: le volatil peut s'en être évaporé, ſans qu'elle perde ſa vertu; puiſque de la bave ancienne, deſſéchée ſur des habits, avant qu'on les porte à la Revendeuſe, ou ſur un couteau de chaſſe rouillé (*h*) & abandonné depuis plu-

(*h*) Cœlius Aurel. c. 1.

ſieurs années, ne laiſſe pas de donner la Rage, ſi elle eſt mêlée avec la ſalive, ou inſinuée même dans une plaie. C'eſt ainſi qu'une goutte de pus tiré d'un bouton de la petite vérole & gardé dans du charpi, & partant deſſéché, (*i*) comme on fait en Géorgie & en quelques Provinces d'Angleterre, ſi on vient l'année d'après à l'inſérer dans une piquûre faite au bras, produit huit jours après (*k*) les ſymptomes avant-coureurs de la petite vérole.

Il n'en paſſe rien de long-temps dans le ſang.

XVIII. Si cette bave paſſoit tout de ſuite de la plaie dans la maſſe

Schebk. de venen.
Mod. Siloſiac. ſatyræ ſpecim. 3. obſ. 3.

(*i*) Tranſact. Philoſ. 1733.

(*k*) En 1733, les croûtes de la petite vérole deſſéchées, ou le pus même ayant été inoculé à des enfants, la petite vérole ne parut que le quatorzieme jour, l'intervalle du temps ayant été rempli par la Rougeole. *Tranſ. Philoſ.*

du ſang, elle devroit exciter la Rage tout de ſuite; car il paroît par les ſymptomes, que quand le venin eſt prêt à agir dans la plaie, il infecte le ſang le même jour, & qu'à même-temps la Rage paroît; & d'ailleurs nous avons obſervé, que quand la bave eſt immédiatement mêlée avec la ſalive, elle ne tarde que peu de jours à ſe développer (VIII): or nous verrons plus bas (XXVIII), que dès que le ſang eſt infecté, le venin ſe répand en moins d'une heure dans tout le corps, & qu'il infecte à même-temps la ſalive; donc puiſque cette bave laiſſée dans la plaie, ne produit aucun effet pendant un ou deux mois; il faut qu'elle y ſoit retenue ſous une forme qui ne lui permet pas d'infecter le ſang de tout ce temps; & en effet une bave gluante, tant qu'elle conſerve ſa viſcoſité, peut bien imbiber la plaie & s'y coller, comme le cambouis s'attache au drap & ne ſe répand qu'à quelques lignes aux environs; elle peut réſiſter au ſang & à la limphe qui paſſent auprès, comme tenant plus fortement aux solides qu'aux fluides, à cause de leur densité. (l) C'est ainsi qu'une tache de graisse n'est ni dissoute, ni entraînée par l'eau. La théorie sur laquelle nous nous fondons, outre l'expérience, est démontrée au long dans les Eléments de Physique de M. Hamberger, §. 186, 187, &c.

Pourquoi elle tarde à passer.

XIX. Il est donc question de trouver dans la composition de cette bave, & dans celle du corps humain, pourquoi une mucosité insipide, gluante, qui n'est pas en état d'irriter une plaie pendant un mois & plus de séjour qu'elle y fait, peut devenir un poison terrible qui tout-à-coup infectera le sang, & sur-tout la salive, ou plutôt la mucosité du gosier, & produira les étranges symptomes de la Rage? Pour en venir à bout, les principes de Méchanique & de Physique, comme l'observe

(l) Hamberg. el. phys. §§. 186. 187.

Boerhaave (*Oratio* 8.) (*m*) ne suffisent pas ; la Chymie & la Pyrothecnie électrique peuvent seules nous donner quelque jour, sur-tout aujourd'hui qu'on a éclairci l'une & l'autre.

Demandes chymiques. Ire. DEMANDE.

XX. C'est une vérité bien reconnue en ce siecle, que tout suc tiré d'un corps animal, au moins d'un quadrupede, & qui en a essuyé au moins un jour les forces vitales, étant gardé dans un lieu qui ait à-peu-près la chaleur du corps humain, s'altere avec le temps, de façon que tout fade qu'il fût & bon à nourrir, il acquiert de la saveur, de l'odeur, & il change de couleur, de consistance ; de fixe & de gluant il devient coulant & très-volatil, pénétrant, propre à causer, si on le prend intérieurement, des maux

(*m*) Rabiosus canis quò deducit hominem ! Quid Anatome, quid humorum cognitio, quid perspectus eorum circuitus, quid Mathesis, quid phisica, &c. juvat.

de

de cœur, (n) des nauſées, des ſyncopes; & ſi enfin on le diſtille au moindre degré de feu, (o) il fournit une grande quantité de ſel alkali volatil, d'huile ou ſouffre fétide & de phoſphore. (p) Ainſi toutes nos liqueurs, ſur-tout celles qui roulent lentement dans les organes de la ſécrétion, tendent à ce mouvement inteſtin qui fait cette corruption; il eſt vrai que le mouvement progreſſif du ſang détourne en partie ce mouvement inteſtin qui ſe fait par l'approche mutuelle des particules du mixte & que la ſéparation continuelle qui ſe fait dans les couloirs des parties excrémentielles les plus corrompues, dépure le ſang, (q)

(n) Boerh. Aph. 85.

(o) Chymie, t. 2. pag. 238.

(p) Putrefactio pro effectu ultimo dat olea putrida, fœtidoſque alkalinos volatiles ſales, nunquam acida, nec ſpirituoſa inflammabilia, qualis eſt ſpiritus vini, ſed quidem phoſphorica. *Boerhaave chem.* T. 2. *pag.* 105. *idem pag.* 138.

(q) Stal. Theor. Med. pag. 610.

& empêche la putréfaction; (r) mais dès qu'une liqueur croupit ou séjourne dans un lieu, comme il arrive aux émunctoires, à la gangrene, aux fistules, aux caries, elle s'y empuantit & s'y pourrit tôt ou tard, & le sang lui-même s'altere, si quelque venin ou levain pourrissant l'a infecté.

XXI. La bave est une liqueur animale étrangere au corps humain, qui a été déja préparée, échauffée dans le gosier de l'animal enragé, arrêtée à présent dans une plaie presque à la surface du corps, où les vaisseaux sont très-étroits, (s) & partant la circulation très-lente; où la chaleur est moyenne entre celle de l'air & celle du sang; il seroit donc bien étrange qu'elle n'y essuyât pas tôt ou tard les changements dont aucune liqueur des quadrupedes, poissons, oiseaux, &c. n'est exempte en pareilles circonstances.

(r) Constitutio corporis humani ex sua mixtione penitissimis corruptionibus tota obnoxia est, *Sthal*,

(s) Pitcarn. & Keill.

IIe. DEMANDE.

XXII. Plus une liqueur eſt gluante, graiſſeuſe, à l'abri de l'air, en petit volume, moins échauffée, plus tard elle pourrit : ainſi la graiſſe de Cochon, quoique non ſalée, éprouve fort tard cette ſorte de corruption qui la fait rancir, ſelon qu'elle eſt moins expoſée à l'air & à la chaleur : ainſi on trouve dans la poitrine des Hydropiques des glaires blanchâtres, & une lymphe jaune dans leur bas-ventre, qui y reſtent pluſieurs mois ſans ſe corrompre, étant à l'abri de l'air : au lieu qu'un morceau de chair laiſſé entre les dents, expoſé à l'air & à la chaleur de la bouche, s'empuantit dans l'eſpace d'une nuit ; le ſang extravaſé ſe corrompt dans huit ou dix jours, &c. Il ſeroit donc ſurprenant que la bave reſtée en petite quantité dans une cicatrice, à l'abri de l'air, viſqueuſe comme elle eſt, ne peut pas y tarder trente ou quarante jours, & quelquefois pluſieurs mois, ſans s'y altérer, ſur-tout dans une partie, comme la main ou la jambe, exposée au froid. (*)

Pourquoi elle y passe ensuite en peu de temps.

XXIII. Comme l'eau ne s'enfle ni ne bouillonne pas peu-à-peu, à proportion qu'elle est exposée à un feu successivement plus grand, ou plus long-temps à un feu uniforme; mais

(*) OBSERVATION. En Octobre 1741, le nommé Rieou, Clerc de l'Abbaye d'Alais, après avoir senti des douleurs à une jambe depuis quinze jours, & avoir durant une semaine ressenti chaque nuit des frissons, des chaleurs & des sueurs alternativement, s'apperçoit qu'il ne pouvoit se résoudre à rincer les verres, & se retire du Buffet en pleurant; on l'appelle; il répond avec une voix rude; on le soupçonne malade; il dit que non; on lui offre un bouillon; il l'avale avec beaucop de peine & de contorsions extraordinaires. Il en avala de même jusqu'à sa mort. On soupçonne du mal à la gorge, mais on ne voit rien au fond de la bouche. Il fut saigné ce soir, & le lendemain resaigné: il étoit fort chaud, suoit à grosses gouttes, crachottoit à chaque instant une salive blanche & écumeuse; il frissonna tout le temps qu'il eut les bras hors du lit; jamais chaleur plus âcre, ni fievre plus forte. Le soir à quatre heures survient

quand une fois elle a conçu un degré déterminé de chaleur, qu'elle ne peut plus passer, alors elle s'enfle sensiblement, & bout presque subitement; ce qui arrive encore au moût, qui se dispose à fermenter; de même les liqueurs animales ex-

une inquiétude affreuse; quatre personnes ont de la peine à l'empêcher de s'enfuir: Au nom Dieu, détournez, disoit-il aux assistants, votre haleine de moi, & fermez tout, qu'il n'entre point d'air dans la chambre, cela m'incommode étrangement. Alors on soupçonna la rage, & on découvrit quelque chose de l'origine de ce mal. A huit heures du soir, la fievre, les sueurs, les agitations furieuses augmenterent; il menaçoit tout le monde de mordre; tâchoit de pousser sa bave sur ceux qui le tenoient ou qui s'approchoient; il ne respectoit que son pere; il avoit pourtant toute sa raison, prioit Dieu continuellement; quelques heures auparavant il avoit reçu les Sacrements; il pressa entre ses dents le doigt du Prêtre qui lui fit l'onction sur les levres, & lui en fit d'abord ses excuses. Enfin les convulsions revinrent par trois fois, dans une desquelles il mourut à minuit. *Rélation communiquée par M. G..... célebre Médecin.*

Le chien enragé l'avoit mordu à la jambe; la prompte guérison des blessures le lui avoit fait oublier.

posées à une digestion & au mouvement intestin des particules du feu élémentaire, qui est l'agent de tous ces mouvements spontanés, donnent comme tout à coup, après le temps requis, des marques de leur putréfaction : ainsi de la viande, qui après quelques jours est simplement tendre, mortifiée & bonne à manger, devient dans un jour si différente de ce qu'elle étoit la veille, qu'elle est puante, pourrie, & même très-venimeuse.

Effets du venin sur la cicatrice.

XXIV. La bave restée dans la plaie doit donc arriver plutôt ou plus tard au terme où sa corruption s'exalte & se manifeste par les raisons ci-dessus énoncées, & produire alors dans cette partie les effets du venin alkali-volatil igné & sulphureux : c'est-à-dire, l'irriter & l'enflammer, faire rouvrir la cicatrice, & s'en épancher en partie sous la forme d'une sanie virulente, tandis que l'autre partie rendue coulante, volatile, de moindre gravité spécifique que le ſang & les ſolides, ſe mêle avec les fluides qui y circulent, & s'inſinue dans le tiſſu des fibres nerveuſes qui s'y trouvent.

Différents effets du venin dans le ſang.

XXV. Voilà un venin préparé, exalté, qui infectera bientôt les humeurs, & y produira les mêmes effets que la plupart des venins de la claſſe des animaux ; effets qui en différents temps de la maladie paroîtront contraires entr'eux, mais qui dépendent originairement de cette même cauſe, & ſont variés enſuite par le concours des cauſes mouvantes qui ſe trouvent dans le corps vivant. Il faut donc bien diſtinguer le temps dans cette maladie, & ſurtout le début & l'accroiſſement qui durent deux ou trois jours, d'avec l'état de force & de vigueur du mal, dans lequel après un ou deux jours le malade périt.

XXVI. Il n'eſt aucun venin animal connu, qui, reçu dans le corps, ne produiſe des ſymptomes qui marquent un épaiſſiſſement du ſang ; (t) les friſſons, la petiteſſe & l'inégalité du pouls, les ſyncopes, l'abattement des forces, la triſteſſe & la rêverie, forment le début de ces maladies, de même que celui des fievres malignes, de la peſte, &c. C'eſt pourquoi les Auteurs qui, imbus de fauſſes regles ſur la Chymie, croyoient que le propre des acides étoit de coaguler le ſang, en concluoient que ces venins devoient être acides. Mais quoique dans les inſectes froids & humides, comme le Scorpion & la Fourmi, de même que dans les Plantes, on trouve par l'analyſe des liqueurs qui donnent à même-temps des marques d'un ſel acide & d'un ſel alkali ou urineux, il n'eſt pas moins vrai (u) que dans l'homme & les quadrupedes aucune liqueur, ſi on en excepte le chyle & le lait, à cauſe de leur origine végétale, & du peu de

(t) Rich. Mead. de venenis.
Baglivi de Tarantula.

(u) Geofroy Mater. Med. t. 2. paſſim.

séjour qu'ils font sous cette forme dans le corps, (x) ne donne absolument d'autre sel que des alkalis, qui, quand la putréfaction a précédé, sont toujours volatils: donc la bave du Chien enragé doit certainement avoir ce caractere.

Ce venin coagule le sang d'abord.

XXVII. Mais elle n'en est pas moins propre à épaissir ou coaguler le sang & la lymphe, quelque paradoxe que paroisse cette proposition aux Chymistes du commencement de ce siecle; car outre l'évidence des faits qui marquent cette coagulation dans les personnes qui ont reçu ce venin lors de son développement; on connoît beaucoup d'alkalis qui coagulent le sang dans la poëlette; (y) tels sont les alkalis fixes de Pouliot, Thim, Romarin, Thé, Millepertuis, Frêne, Melisse, &c.

(x) Picarn. dissert. de opera, &c. pag. 169. Venet.

(y) Picarn. elem. Med. pag. 14. Boerhaave chem. t. 2. pag. 239.

l'alkali volatil huileux, l'esprit même volatil de sel armoniac, mais bien peu; le feu, que les Chymistes ont regardé comme un alkali, étant au-dessus du 55e. dégré au thermometre de M. deReaumur, le rend coëneux, ainsi que l'esprit de vin, qui non plus que le feu, n'est ni acide, ni alkali. (z)

XXVIII. Mais quand bien même la théorie ne seroit pas pour nous, l'expérience prouve que dans le début de la Rage, le sang est coagulé le deuxieme jour, disent MM. Dulignon, d'Audé & Rochevalier. (a) On tira du sang à l'Hydrophobe, & il fut trouvé sec & épais Et comme nous ne pouvons raisonnablement attribuer ce changement qu'à la partie alkaline volatile & phosphorique de la bave, qui étant dissoute s'est mêlée avec le sang qui passe à travers la cicatrice; (b) nous ne voyons

(z) Hæmastat. pag. 141.
(a) Astruc. de Hydr. pag. 15.
(b) Duhamel, Mém. de l'Acad. 1743.
La végétation des greffes & celle des

pas non plus d'autre cause dans ce cas qui puisse mieux le produire.

XXIX. La bave devenue liquide & volatile, occupe plus d'espace. M. Newton, (c) & ensuite M. Hales, (d) ont observé que les corps les plus fixes venant à se corrompre ou à fermenter, acqueroient ensuite le plus de volatilité, de force expansive & d'élasticité : la bave doit donc se répandre, se laisser entraîner au sang & à la lymphe, comme le cambouis dissout, la graisse fondue, se laissent entraîner aux lessives, aux terres grasses, avec quoi on enleve la tache, & qui ont plus de gravité spécifique. (e)

XXX. Or ce mêlange du venin volatilisé avec le sang de tout le corps, se fait en très-peu de temps; car quand on ne supposeroit dans l'inté-

---

argots greffés sur la tête des coqs, prouve assez que le sang circule à travers les cicatrices.

(c) Statiq. de végét. Analyse de l'air.

(d) Quest. opt. 31.

(e) Hamberg. Elem. phys. Macular. deletio.

Et §. 186. 187.

rieur de la cicatrice que des vaisseaux sanguins assez étroits pour ne laisser passer les globules que l'un après l'autre, comme il est prouvé, (*f*) que dans ces vaisseaux le sang parcourt au moins 75 lignes par minute, ou 450 pouces par heure, il est évident que par le moyen de la circulation tout le sang doit être bientôt infecté.

Symptomes de l'épaississement.

FOIBLESSE DU POULS.

XXXI. L'épaississement d'un fluide s'estime sur la force qu'il faut employer pour en diviser les parties, le sang épaissi résiste donc à sa division, selon le degré de son épaississement : or pour circuler & passer du tronc dans les rameaux, il faut qu'il se divise en autant de colonnes ; il résistera donc aux forces qui le poussent proportionnellement à sa viscosité. Les contractions du cœur se font de l'excès de sa force sur la

(*e*) Hæmastatiq. exp. 10. pag. 60.

résistance du sang : donc si la force du cœur reste la même, celle par laquelle le sang résiste ayant augmenté, les contractions du cœur seront moins fortes ; c'est-à-dire plus lentes & moins nombreuses, ou, ce qui revient au même, aussi nombreuses, mais d'autant moins profondes : on déduira de-là aisément pourquoi le pouls sera lent, rare ou petit & fréquent ; car la grandeur du pouls répond à la quantité de sang qui dans un temps donné est exprimé du cœur dans l'aorte ; mais cette quantité est proportionnée à la profondeur des contractions du cœur, ou à leur nombre, dans un temps donné, & par les principes posés, l'une ou l'autre, ou toutes deux ensemble, doivent diminuer.

Froid du Malade.

XXXII. La chaleur est en raison composée de la directe des densités & de la doublée des vélocités des corps qui se frottent. (g) Celle du

(g) Herman. Phoron. pro p. 85. L. 2.

corps provient du frottement des fluides avec les solides, & des solides entr'eux; mais la force du cœur restant la même, (h) la vîtesse du sang est réciproquement comme la racine de son épaississement ou de la force qui l'empêche de se diviser (i); & partant la chaleur du corps, dont la densité n'auroit pas augmenté, seroit en raison inverse de l'épaississement ou de la force qui l'empêche de se diviser, & si la densité en est augmentée par la même cause qui le ralentit, le quarré de sa vîtesse diminue derechef & dans la même raison que sa densité augmente : ainsi la chaleur sera toujours comme la racine de sa viscosité réciproquement; de-là vient le froid que sent le malade: quant aux frissons, ils sont convulsifs.

(h) Boerhaav. aphor. 675.

(i) Le sang plus gluant doit être considéré, eu égard à sa résistance, comme une masse plus grande à mouvoir par la même force; mais la vîtesse qu'elle concevra sera réciproque à la racine de sa masse, sans quoi la même force vive ne s'y retrouveroit pas.

LASSITUDE.

XXXIII. Le mouvement musculaire s'exécute, ou par l'abord du sang dans le tissu des muscles, ou avec l'expression du sang hors de leur tissu ; mais le sang étant gluant & ralenti, il abordera plus lentement & en moindre quantité dans un temps donné, & sera exprimé plus lentement ou en moindre quantité du muscle, à moins que la force mouvante n'augmente : & un ouvrage dont l'exécution demande ou plus temps, ou plus de force mouvante, s'appelle difficile ; & quand il est difficile ou non accoutumé, l'expérience fait voir qu'on ne le fait que par reprises & avec inégalité ; donc le mouvement musculaire sera difficile, & se fera avec trouble & inégalité ; c'est-à-dire, qu'il pourra être petit, inégal, tremblottant ; tel sera le mouvement du cœur & des autres muscles.

TRISTESSE.

XXXIV. L'expérience fait voir que l'ame est sensible au mal - être du corps auquel elle eſt unie, & qu'en cet état le principe (*l*) de la vie fait différents efforts pour ſe délivrer des matieres qui cauſent ce mal-être. Mais la coagulation & le ralentiſſement du ſang ſont des maux d'autant plus à craindre, que l'exercice des fonctions & la vie même dépendent du mouvement aſſez rapide de ce fluide; donc quand le ſang eſt épaiſſi & ralenti, on doit voir ſurvenir des baillements & ti-

---

(*l*) An vitæ actioni imputanda virulentæ luis (Hydrophobicæ) efficacia? Hujus certè ſuperſtes facultas (vitalis) antidoto adjuta, ſola eſt quæ enervando aut expellendo, à maligno liberat. In ſanandis tandem morbis principatum obtinet natura, &c. *Boerhaav. orat.* 8. Quidquid in ſanis edit actiones ſanas id in morboſis edit actiones vitiatas. *Nous ne prenons point parti ſur l'eſſence du* principe de la vie, *appellé* Nature *parmi les Médecins, ce que nous en diſons ici étant conforme à ce qu'en diſent tous les Médecins, quoique de différente ſecte, comme Cheyne, Porterfield & Sthal d'un côté, Hoffman & Boerhaave de l'autre.*

Frider. Hoffman, de naturâ morbore médicatricè.

Boerhaav. orat. 8.

raillements des membres; excellents moyens pour briser le sang & hâter son cours; des frémissements de la peau qui brisent de même le sang & le réchauffent dans les parties les plus exposées à la coagulation.

XXXV. Quoique la force mouvante d'un homme reste la même en soi, si on vient à lui opposer une résistance, ou le charger d'un fardeau; alors son mouvement lui devient difficile, comme si sa force étoit diminuée d'autant que vaut ce fardeau; c'est-à-dire, qu'il se sent foible d'autant; mais étant foible, il s'abstient de tout mouvement rapide, il se sent pesant, comme quand le vent marin souffle, (*m*) & il devient triste & rêveur, sur-tout quand la foiblesse venant d'une cause cachée, lui annonce une maladie: donc le sang étant épaissi, le malade se sentira pesant, trouvera l'air de même, aura des lassitudes, sera

(*m*) Cœlius-Aurelian. insueta querela aëris tanquam austrini.

triste & rêveur. (*Voyez la Note n°. XXV.*)

XXXVI. L'expérience fait voir que le sang qui s'épaissit, laisse aller sa sérosité plus abondamment ; or quand la sérosité se sépare du sang plus abondamment, elle doit enfiler plus copieusement les tuyaux sécrétoires, qui sont des lymphatiques qui partent des arteres, & ceux-ci doivent séparer une plus grande abondance d'humeurs séreuses, telles que l'urine, la sueur, la salive, &c. donc dans cet état, le malade suera (*n*) plus copieusement, mais sa sueur sera froide, il urinera beaucoup & salivera (*o*) davantage. Cet état a coutume de durer depuis un jour & demi jusqu'à trois jours : jusques-là le malade bave, mais ne

---

(*n*) Manum totumque corpus tremuisse & frigido sudore maduisse.
Lister obs. 1.

(*o*) Sudarium ori admovebat ut salivam largo flumine erumpentem abstergeret.
Rivalier in sepul. t. 1. p. 215.
Astruc. p. 7. ter copiosè minxit.
Sepulch. t. 1. p. 215.

mord pas ; & on donne le nom de *Rage muë* à ce degré. Nous allons entrer dans les principes qui servent à expliquer le second & souvent dernier état, qu'on appelle *Rage blanche*, où il mord quelquefois & écume aussi.

Multiplication du levain de la Rage.

XXXVII. Le venin alkali-volatil, sulphureux & igné que cette bave pourrie fournit en peu de temps à toute la masse du sang, par lequel sa circulation est ralentie, doit exciter dans cette masse un mouvement intestin, auquel tous les sucs animaux sont enclins (*p*) quand ils se ralentissent ; mais un levain comme celui-là doit l'accélerer beaucoup pendant les trois ou quatre jours qu'il y agit depuis le mé-

(*p*) Sthal s'étonne que les modernes même, qui ont fait tant de bruit de la fermentation qui n'a jamais lieu dans le sang, ne disent mot de la corruption qui est si commune.

Sthal, Theor. Med. p. 610.

lange, de la même façon & par les mêmes raiſons que la pourriture d'un fruit ſe communique à tout le tas de proche en proche, la gangrene au voiſinage, & que les levains fermentatifs hâtent la fermentation des végétaux.

XXXVIII. Une goutte de bave eſt en état d'exciter la Rage à un animal, lequel en conſéquence rendra durant quatre ou cinq jours pluſieurs livres de bave, dont chaque goutte aura la même force & propriété que la premiere ; c'eſt l'expérience qui le fait voir: donc chaque goutte de bave venimeuſe occaſionne la production de pluſieurs milliers de ſemblables gouttes. Si la propagation de ce venin ſe faiſoit par diviſion, la milliéme goutte n'auroit que la milliéme partie de la force de la premiere; ce qui eſt contre l'obſervation: donc c'eſt par multiplication que ce venin augmente. Or un corps qui change de mixtes en ſa ſubſtance, & qui ſe multiplie ainſi, s'appelle un *levain*, & ſi c'eſt par voie de putréfaction, il est *pourrissant*, (q) donc la bave de l'animal enragé est un vrai levain pourrissant. Elle agit selon la méchanique des autres levains, que d'autres ont tâché d'expliquer. On peut avec Boerhaave, concevoir que ce mouvement intestin qui produit la courruption, vient de l'approche mutuelle & rapide des molécules du mixte, sur-tout des salines, & des ignées, qui ont du rapport avec celles du levain ; ou si on veut en chercher la cause méchanique, on

---

(q) M. Bouillet, dissert. sur la multiplication des levains.

On attribuoit autrefois toutes les fonctions de nos fluides à la fermentation, qui n'a jamais lieu dans le sang: M. Hequet voulant corriger cet abus est tombé dans un excès opposé, en proscrivant tout mouvement intestin de nos fluides, & ne s'appercevant pas de celui qui les empuantit & les volatilise, qu'on appelle corruption, putréfaction, &c. ainsi quand je parle de levain, on ne doit pas croire que j'entende par ce mot, une matiere capable seulement d'accélérer la fermentation, j'entends aussi celle qui est capable de hâter la corruption, de laquelle on ne peut pas nier l'existence.

peut avoir recours aux petits tourbillons dans les centres desquels on croit ces molécules plongées.

XXXIX. Les levains ne transforment en leur substance que les mixtes qui sont disposés à s'y transformer, mais plus tard sans le secours du levain. Or les Chiens ont leurs liqueurs de cette sorte, par le concours des causes occasionnelles dont nous avons fait mention (IV. V.) aussi ont-ils quelquefois, sur-tout en Angleterre (*r*) où les Loups manquent, la Rage spontanée : leur nourriture, leurs exercices, leurs passions peuvent engendrer cette corruption.

XL. Dans le monde matériel il n'y a aucun individu, soit corps, soit élément, qui ne differe de tout autre autrement que par le nombre,

---

(*r*) Dans les autres Pays on pourroit se figurer que la Rage, ainsi que la Vérole, est toujours présente dans quelque sujet, mais qu'on ne peut s'en assurer, parce que les Loups qui l'ont, échappent à notre examen.

ſelon les principes de Leibnitz (ſ); donc ſuivant le concours de différentes cauſes & circonſtances, chaque venin ou levain animal de la même eſpece, à plus forte raiſon du même genre, doit avoir quelque choſe de différent de tout autre, & ſur-tout différentes propriétés; car c'eſt preſque l'unique voie pour les diſtinguer. Cherchons donc ce qui diſtingue le venin de la Rage, de ceux de la Gale, Petite-vérole, Peſte, Scorbut, &c.

Le volatil du venin ſe répand dans les nerfs.

XLI. Il paroît en combinant tous les phénomenes que le volatil du venin de la Rage, provenu de la corruption de la bave, eſt une ſubſtance extrêmement fine, élaſtique, rare, qu'on ne peut comparer qu'au feu élémentaire, allié à des parties ſulphureuſes & alkalines de l'animal. Ce venin eſt travaillé par la

(ſ) Wolf. Coſmol. 247.

putréfaction, qui donne trois ſubſtances qui ont bien du rapport à cet élément. Les ſels *alkali*-volatils & fixes, ſont tous, diſent Sthal & Boerhaave, les ouvrages du feu : ainſi toute plante, même inſipide ou acide, donne, étant expoſée au feu, un ſel alkali d'autant plus âcre & plus abondant, que le feu a été plus long & plus fort : toute ſubſtance ſulphureuſe, comme le fait voir le grand Homberg, (t) eſt un feu élémentaire, ou la matiere de la lumiere unie à une graiſſe animale ou à un bitume : enfin les *phoſphores* animaux ſont auſſi une matiere ignée, ou un feu élémentaire uni à des ſels alkalis, que l'humidité de l'air fait fondre & allumer ; tels ſont les phoſphores tirés des excréments de l'urine, &c.

Origine de la lumiere des corps animaux.

XLII. La putréfaction produit toutes ces ſubſtances ou les réunit ; le feu élémentaire, ſelon Boerhaave,

(t) Mém. de l'Acad. ann. 1710.

ſe

se trouvant répandu dans tous les mixtes, mais sur-tout dans les animaux, qui sont très-sulphureux, étant doué d'une grande force d'attraction, excite ce mouvement intestin de corruption, dont, selon Sthal, la fermentation est pour les végétaux le premier degré; il se développe ensuite, & s'allie à ces diverses substances; de-là vient l'inflammabilité, non peut-être des vents que les boyaux ont retenus, quoique Vanhelmont assure le fait; mais au moins celle des vapeurs d'une latrine long-temps bouchée, de laquelle on approche un flambeau, comme l'atteste un Auteur digne de foi (*Boerhaave*); (*a*) de-là ces feux follets qui s'élévent des lieux où les cadavres des hommes ou des animaux ont pourri; (*b*) de-là ces étin-

---

(*a*) Par ces termes, *nous ne prétendons signifier autre chose qu'un phénomene*; ce n'est pas de notre sujet d'en rechercher la cause.

(*b*) Observat. curieus. physiq. pag. 33. t. 1. Nivem glaciemque scintillas emittere, frigidam aquam inflammabilem, spiritus

celles que rendent avec pétillement les Chats qu'on frotte & les Chevaux qu'on étrille en hyver, (c) & celles que rendent aussi les hommes en se peignant, en se frottant le visage, en dépouillant leur chemisette dans la même saison. (d) De-là ces phosphores que fournissent, sans le secours de l'art, tous les corps qui pourissent, comme les racines de l'Olivier, les têtes des Poissons, l'urine des utériques échauffée, l'urine ordinaire, la viande de boucherie. L'étrange origine que la pourriture, dit M. de Fontenelle, pour une matiere si céleste & si lumineuse !

---

animare & accendere, imò hominem ipsum in ignivomam machinam, lethiferas eructantem flammas posse converti, adeò stupenda res est ut ad quasvis aniles fabulas cum joco releganda potiùs quam credenda videretur. *Gravel.*

(c) Observat. curieus. phys. tom. 2. p. 30. Journ. des Savants, Sept. 1683.

(d) Id. 1687. pag. 180. Journal des Savants, Mai 1679. Id. 1683. Juin.

Digression sur l'électricité.

XLIII. Tout ce qu'on a découvert en ce siecle sur l'électricité, prouve qu'il y a dans l'homme & dans les animaux une pareille matiere qui brille, pique, & qui est douée d'une grande force d'attraction & de répulsion. L'artifice ou le frottement dont on se sert pour la faire paroître, ne la crée pas, & ne fait que lui imprimer un mouvement qu'elle n'avoit pas : de-là vient qu'en tournant le globe électrique avec plus de vîtesse, on réussit mieux à la faire paroître ; les corps animaux la refusent souvent aux frottements immédiats, quoiqu'ils en aient eux-mêmes plus que les autres corps de même densité. M. Hauksbée avoit déja observé dans les cheveux humains, dans les boyaux du Bœuf, cette vertu attractive & répulsive, sans aucune électrisation précédente. M. Gray la rendit plus sensible pour l'homme entier, après l'avoir électrisé. Il y avoit des hommes (e)

(e) Journal des Savants, Septembre 1683.

qui rendoient des étincelles de divers endroits de leur corps. M. Dufay a appris le moyen d'en faire rendre à tous les hommes. MM. Bose, Nollet, Musschenbroek ont trouvé celui de faire choquer dans les corps deux torrents opposés de matiere électrique, qui font en petit ce que les feux de la foudre y feroient. M. Lieber Kiihn de Berlin, a le premier montré comment un homme électrisé allumoit l'esprit de vin, l'eau-de-vie, la poudre à canon, en approchant simplement le doigt.

XLIV. „ Tout nous porte à croi„ re (f) que la matiere électrique „ est un fluide très-subtil qui réside „ par-tout, au-dedans comme au„ hors de nos corps; qu'il y jouit „ d'une parfaite continuité. „ Ce fluide est très-abondant dans l'homme & dans les animaux vivants; il est plus agissant ou plus abondant que dans les cadavres. Les Chats morts, étant frottés, pétillent,

(f) M. Nollet, Essai, pag. 194.

mais ne rendent point de lumiere. (g) En effet, il y manque ce frottement intérieur des fluides & des solides que la vie entretient, que la putréfaction ne donne qu'ensuite. On se désabuse tous les jours des restrictions que MM. Gray & Dufay avoient donné à l'électricité; l'humidité même ne l'empêche pas. M. Hales (h) en observa les effets dans les globules du sang d'un Moule; si on tire du sang à une personne électrisée, le sang emmene avec lui dans la poëllette une pluye d'étincelles.

XLV. Ce fluide électrique, (i) qui n'est autre chose que le feu élémentaire, ou la matiere de la lumiere alliée à quelques parties sulphureuses, ne suit pas dans le corps indistinctement toute toute sorte de direction : j'ai senti souvent dans l'expérience de Leyde, qu'il suivoit le cours des nerfs le long du bras, jus-

(g) Mém. de l'Acad. M. Dufay.
(h) Hæmastat. Exp. 13. n. 11. 12.
(i) Nollet, Essai, p. 137, 146, 190.

qu'à l'épine du dos ; qu'il les ébranloit plus fortement ; qu'accélérant très-peu le pouls, il me causoit toute la nuit d'après une insomnie entretenue par des trémoussements, des idées qui se succédoient rapidement, des piquûres vives, qui ressembloient à celles qu'on éprouve en approchant le doigt de la barre de fer électrisée ; enfin une sensibilité à faire tressaillir tout le corps ; ce qui, réitéré souvent, m'a convaincu que le fluide nerveux est cette matiere électrique que ces artifices mettent en un si grand mouvement.

Qualité du fluide nerveux.

XLVI. Nos fibres sont toutes nerveuses ; le sentiment le fait voir ; toutes étant sechées, sont comme les chanterelles des violons, denses, & d'autant plus transparentes, qu'elles sont plus fines ; ce sont les filets les plus grêles & les plus longs du corps. M. Newton (*k*) a fait voir

(*k*) Newton a cru que le fluide nerveux étoit la matiere de la lumiere.

que la lumiere d'ailleurs si nécessaire à l'homme pour la vie, si propre à le récréer, est un fluide très-subtil d'une élasticité parfaite, selon les démonstrations de MM. Mairan & Rizzeti, (*l*) qui se meut avec d'autant plus de rapidité dans les corps qui sont plus denses & plus homogenes ou transparents; le fluide électrique est la même matiere, mais chargée de souffres animaux dans l'homme; elle se transporte réellement le long d'un fil de fer & dans son tissu, (*m*) avec une vîtesse trente fois au moins plus grande que celle du son (qui va pourtant avec une vîtesse de 1073 pieds par seconde.) Il étoit prouvé auparavant que le fluide nerveux devoit avoir au moins cette vélocité pour pouvoir contracter le cœur & les autres muscles, sans quoi on ne retrouveroit ni leur force immense, démontrée

---

(*l*) Comm. Acad. Bonomens.

(*m*) M. Le Monnier, Mém. de l'Académ. 1746. Mercure de France.

Hæmastat. pag. 302. 304.

par Borelli, ni la promptitude incroyable de leurs mouvements, d'après l'ordre de la volonté; & tout le monde sait qu'il doit avoir des parties extrêmement subtiles pour traverser si aisément des filets qui ne donnent passage qu'à la lumiere & à la chaleur.

Le suc nourricier s'y arrête, & ne passe presque pas.

XLVII. Il ne faut pas craindre que ce fluide s'échappe facilement du corps, (*n*) ni qu'il suive aisément d'autre direction que celle des filets nerveux, non plus que le fluide électrique ne se répand pas d'un très-long fil de fer dans les corps qui le touchent; (*o*) il affecte de suivre les corps les plus longs & les plus étroits; ainsi une lame de plomb, qui a vingt fois plus de longueur, & qui est vingt fois plus étroite

(*n*) M. Nollet, Essai, pag. 175.
(*o*) M. Le Monnier, ibid.

qu'une autre, donne vingt fois plus d'électricité, sous même volume.

Je serois trop long, s'il falloit faire voir que c'est le seul fluide qui puisse transmettre le sentiment des extrêmités à la tête, avec la célérité que chacun éprouve dans soi-même. M. Hales (*p*) a déja pensé qu'il est le véhicule des frémissements qu'on sent d'un bout à l'autre du corps, quand on se grate l'oreille, le genou, sur-tout vers le soir. C'est à l'augmentation de sa vîtesse & de sa quantité qu'on doit attribuer les effets, tant bons (*q*) que mauvais (*r*) que des paralyti-

---

(*p*) Hæmastat. exp. 9. n. 27.

(*q*) M. Nollet, Lecat de Rouen, Kratzeinstein de Halle, les Médecins de Nuremberg & ceux de Londres, ont guéri ou soulagé par l'électrisation bien de paralytiques; les Transact. Philosoph. en rapportent un bel exemple.

(*r*) Cependant M. d'Opelmayer infirme, âgé de 70 ans, s'étant mis entre deux globes électriques, s'électrisa si fortement, que six jours après il devint paralytique; ce que l'impétuosité imprimée au fluide nerveux peut avoir produit; étant tròp forte pour lui.

ques, des enfants noués ont ressenti des opérations électriques.

XLVIII. Du reste, l'existence du fluide nerveux est prouvée non-seulement par l'expérience de Bellini sur les nerfs diaphragmatiques, par celles d'Alexandre Stward sur la moëlle épiniere des grenouilles que j'ai réitérées, mais par celles que M. Walter fit faire sur deux femmes récemment décapitées à Leipsick, quand on enfonça un stilet dans la moëlle épiniere de haut en bas, les doigts de la main entrerent en convulsion: dans les boucheries j'ai fait les mêmes expériences sur des moutons & chevres, & quand je pressois avec le couteau la moëlle de bas en haut, les yeux se tournoient, &c. (f)

(f) Une observation que je viens d'apprendre d'un célebre Professeur de Mathématique à Geneve, confirme beaucoup mon sentiment sur le caractere du fluide nerveux. "Le 26. Décembre 1747, on m'a-„mena un homme, dont le bras droit étoit „paralytique depuis quinze ans. Après di-„verses tentatives, je m'apperçus que, non-

La force du fluide nerveux augmente ; ce qui est prouvé à priori & à posteriori.

XLIX. Ces principes étant posés, le venin de la Rage, tout plein de matiere lumineuse ou électrique, devra à raison de l'affinité qu'il a avec le fluide nerveux & de la densité des fibres nerveuses, s'insinuer de toutes parts dans les nerfs, s'unir avec le fluide qui s'y trouve déja, comme on voit l'aigrette lumineuse du doigt, & celle de la barre

„seulement j'excitois des mouvements convulsifs fort vifs dans les muscles paralytiques, mais encore que je faisois mouvoir les parties auxquelles ils étoient attachés. Alors j'électrisai mon malade une ou „deux heures de suite chaque jour, & non-„seulement je lui ai rendu le sentiment & „les divers mouvements du poignet, des „doigts, de l'avant-bras, &c. mais même „cet avant-bras qui étoit atrophié a repris „tout son embonpoint. Je vous envoie la „copie de l'état du bras, dressé par M. „Guiot, un de nos Maîtres Chirurgiens. Le „10. Janvier 1748. le malade boit fort bien, „& prend son chapeau avec le bras paralytique, &c. *Signé* J......

électrique auparavant divergentes dans l'air, se réunir par leurs pointes, & devenir convergentes; mais la quantité d'un fluide élastique croissant dans un même espace, l'élasticité & l'activité doivent croître du moins dans le même rapport, & selon Boerhaave, dans le rapport de quelqu'une des fonctions de leur proximité. Les principes avancés, le choc violent de deux aigrettes réunies, le font ainsi présumer; les symptomes de la Rage le feront encore mieux sentir.

Symptomes du second état de la Rage.

L. Les vîtesses des fluides élastiques mis en vibration, sont en raison sous-doublée de leurs élasticités, selon les principes de Newton, *quest. optiq.* n°. 21.

LI. Supposant maintenant que l'élasticité du fluide nerveux devienne quadruple de celle qu'il avoit avant d'être allié au venin de la Rage, les restes étant égaux, sa vîtesse sera double de l'ordinaire; les symptomes nous feront conjecturer par leur véhémence, que cette élasticité est dans quelques hydrophobes de beaucoup plus grande que nous ne le supposons ici.

Force musculaire augmentée.

LII. Tout mouvement musculaire est exécuté par le fluide des nerfs, & est proportionnel à la force de ce fluide, si les résistances sont les mêmes ; mais la force des fluides mise en mouvement, est en raison composée de celle de leurs densités, (t) & de la doublée de leurs vélocités : donc le fluide des nerfs ayant par exemple deux fois plus de densité & deux fois plus de vélocité, sa force sera huit fois plus grande, & partant les muscles qui le recevront avec ces conditions, se mouvront huit fois plus fortement.

Pourquoi le pouls n'augmente pas comme les forces.

LIII. Si nous supposons que le sang ait été plus gluant au déve-

(t) Herman Phoron.

loppement du venin, qu'il n'étoit en santé, il reste encore une force quadruple au fluide nerveux & aux muscles du cœur, pour surmonter cette résistance : donc le cœur ayant augmenté de force, résistera à cet épaississement, qui alloit bientôt arrêter la circulation, & terminer la vie; le malade sortira donc de cet état de foiblesse, de lassitude, de pésanteur & de froid, puisque le sang reprendra & sa fluidité & sa vîtesse. (*u*)

Le sang redevient fluide.

LIV. La vîtesse d'un fluide quelconque, poussé par un piston, est dans les mêmes sections ou passages

(*u*) Ceux qui prétendent expliquer la fievre, l'augmentation du battement des vaisseaux & de la vélocité du sang qui survient à cet état d'èpaississement, supposent communément que par ce sang épaissi, les vaisseaux sont dilatés, leur ressort distendu, le cœur ne laissant pas de jouer, nonobstant les résistances; & qui plus est, ils croient que ces ressorts se remettent ensuite avec plus de force qu'il n'en a fallu pour les bander; ce qui est absurde.

en raiſon ſous-doublée des forces appliquées au piſton. (*x*) Le cœur eſt un piſton qui pouſſe le ſang dans tout le corps : donc la vîteſſe du ſang, ſi la force du cœur devient quadruple, ſera double dans tous les vaiſſeaux ſanguins. Mais la Phyſique nous apprend que la chaleur au-deſſous du 35e degré, rend le ſang plus coulant, & que cette chaleur en approche d'autant plus, que la vîteſſe du ſang ou le frottement des vaiſſeaux eſt plus conſidérable (XXXII.) Donc puiſque la vîteſſe & le frottement des vaiſſeaux & du ſang ont augmenté, que la chaleur par degrés s'eſt accrue, le ſang doit par degrés reprendre & même ſurpaſſer enſuite ſa premiere fluidité, la force qui l'atténue & l'échauffe, étant plus grande qu'en ſanté.

M. Pitcarn a obſervé que certaines liqueurs, comme le ſuc de menthe, & certains ſels, comme le ſel alkali d'Armoiſe, coagulent le ſang artériel, & non le veineux. Seroit-ce une affinité avec ce venin ?

(*x*) M. Pitot, Mém. de l'Acad. 1735.

Développement des particules ignées du sang.

LV. La chaleur & le broiement développent dans les mixtes sulphureux une plus grande quantité de particules de feu, de particules électriques, mais le sang est un fluide de cette sorte: donc le frottement & la chaleur augmenteront la quantité, & par conséquent l'activité du fluide électrique ou du fluide nerveux: ainsi les forces musculaires iront en augmentant, jusqu'à ce que toutes ces particules soient développées: c'est ce qui arrive dans les Hydrophobes.

Différence de la force des symptomes, selon les sujets.

LVI. Dans les hommes froids, pituiteux, dont les fibres sont lâches, le frottement est plus foible, la quantité du fluide nerveux est moindre, de même que son élasticité; cependant les fluides plus engourdis sont plus aisés à s'épaissir: il se peut donc que le concours des causes ait tant épaiſſi le ſang, que les forces vitales, quoiqu'augmentées, mais dans un moindre rapport, ne ſauroient lui rendre ſa fluidité avant la mort du malade; & alors le ſang ayant peine à ſortir des arteres, dont les extrêmités ſont extrêmement étroites, & y étant pourtant conduit par la contraction des veines & du cœur, on devra trouver après la mort les arteres pleines de ſang, comme l'obſerva M. Tauvry; (*y*) & durant toute la maladie, quelque fureur qu'il y ait dans l'eſprit du malade, ſon pouls ſera petit & ſon corps froid, comme celui du Payſan dont il eſt fait mention dans les Mémoires de la Société Royale, (1730.) & tant d'autres.

Piqûres vives & douloureuſes.

LVII. Le choc des corps eſt comme le quarré de leur vîteſſe reſpective; mais plus le ſang lancé par le cœur va rapidement, & celui qui

---

(y) Mém. de l'Acad. 1699.

épaissi dans les arteres lentement, plus la différence des vîtesses ou la vîtesse respective est grande, plus le choc des colonnes du sang est violent. Or de ce choc dépend le battement ou la dilatation des arteres, le développement des parties du feu, le tiraillement douloureux des fibres nerveuses, auparavant engourdies par le froid. Donc ce choc doit exciter dans tout le corps des chaleurs âcres, des piquûres vives, semblables à des traits de feu, ou à celles des corps électrisés, comme les ressentent vivement les Hydrophobes. (z)

(z) In paroxismis æger corpus universum flamma quasi penetrari & dissociari sentiebat.... dum flamma urgebat constrictum pectus constrictaque præcordia. *Astruc, pag.* 19.

Die tertia novum symptoma supervenit, intolerandus scilicèt æstus in quo corpus universum quasi igneis spiculis perfodi sentiëbat. *Astruc, pag.* 16.

Pectoris angustiam præcordiorum ardorem, æstum, constrictionem insolitam atrocissimos partium dolores quasi ab igneis spiculis perfoderentur. *Id. pag.* 18. *Voyez la Note du N°.* XXV. *&* *l'Observ. N°.* CXX.

Respiration génée.

LVIII. La facilité de la respiration dépend de la facilité dont les muscles de la poitrine jouent, de celle de l'air à entrer dans la glotte, à dilater la trachée artere & les poulmons, de la température même de l'air respiré: or dans l'Hydroprobie, au commencement du second degré, les douleurs gênent beaucoup les mouvements des muscles de la poitrine; l'inflammation du fond du gosier, ou au moins son irritation gêne celui du larinx de la trachée, la chaleur brûlante des poulmons rend d'abord l'air trop chaud & inutile à la respiration, s'il n'est renouvellé par de fréquentes inspirations: donc par le concours de ces causes la respiration doit être gênée.

Grande fievre dans certains cas.

LIX. Dans les sujets jeunes, ardents, bilieux, le fluide nerveux est

L'Hydrophobe d'Edimbourg se sentoit dévoré de flammes. *Essais d'Edimb. tom. 1. pag. 343.*

plus abondant & plus élastique ; les solides plus tendus, les fluides plus mobiles & plus chauds, le sang desséché s'enflamme plus aisément : donc le cœur mu par de plus grandes forces, & trouvant de moindres résistances, se mouvra plus vîte ; c'est-à-dire, ou plus profondément en se resserrant, ou plus fréquemment ou avec plus de vitesse & de fréquence à même-temps ; mais la force du pouls des arteres répond à celle du cœur, de même que le nombre de leurs battements : donc les arteres battront plus fort à raison de leur élévation, ou à raison de la fréquence, ou par les deux raisons ensemble. Si on mesure sur ce pied la fievre, elle se trouvera très-grande dans ces sujets, comme on l'observe quelquefois. (*a*)

(*a*) Le Clerc de l'Abbaye d'Alais, qui mourut enragé, avoit la fievre la plus forte qu'on puisse voir. Robert (*x*) avoit aussi une grosse fievre le jour qu'il fut saigné quatre fois en douze heures. Clément, cité par Dussault, dit avoir vu huit enragés, à un desquels il fit tirer environ vingt livres

Tous les ſens ſont extrêmement vifs.

LX. Le fluide nerveux eſt déterminé impétueuſement vers les parties, dont le mouvement ſert à chaſſer ou détruire la cauſe qui irrite; ainſi tout animal qui ſe ſent brûler la patte, la retire & la ſecoue très-rapidement; ceux qui ont un os dans le gozier, font tous les efforts de toux, de nauſée, & prennent toutes les attitudes qui conviennent pour avaler ou pour rejetter ce bouchon. De même ſelon que certains endroits ſont plus vivement irrités que d'autres, le fluide nerveux ſe meut dans les nerfs, & fait jouer les muſcles qui y aboutiſſent: ſi c'eſt dans un organe des ſens, le malade aura (*b*) des vertiges, des éblouiſſements, ou bien il croira entendre

---

de ſang par une ſeule ſaignée, ſans que ſon pouls diminuât, & le ſang jailliſſoit encore deux pieds hors du lit. *Obſ*. 20, *tom*. 5.

(*b*) L'Hydrophobe d'Edimbourg crioit que tout ce qui l'environnoit tournoit avec une rapidité extraordinaire, un moment après qu'il ne voyoit plus les objets. *Eſſais. tom*. 1. *pag*. 343.

les sifflements du vent, le bruit du tonnerre; (c) il aura le regard féroce, la voix menaçante; il grincera des dents, empoignera fortement ses couvertures, fera de tout son corps des contorsions étonnantes, aura des frémissements violents; tous mouvements qu'on appelle convulsions, toutes les fois que n'en voyant pas le but, on les juge involontaires.

Sensibilité des Hydrophobes.

LXI. La sensibilité est proportionnée à la force dont le fluide nerveux reflue vers le cerveau, ou à la tension des fibres nerveuses, & au degré d'attention que l'ame y apporte; mais le fluide nerveux a plus de vîtesse, & partant plus de force dans ses allées & venues; il distend davantage les nerfs; & l'ame, qui

(c) Susurros modò tinnitusque aurium percipiebat, modò fulminei venti sonitu perterrefactus ostia & fenestras cubiculi diligentissimè claudi curabat. *Rivalier in sepulchret. tom. 1, pag. 215.*

ſent la funeſte cataſtrophe qui ſe prépare, ne s'occupe que du mal préſent & à venir: donc elle eſt attentive aux moindres impreſſions; & par toutes ces raiſons la ſenſibilité eſt extrême.

LXII. Quand les nerfs ſont tendus extrêmement, leur ton devient plus aigu, ou leurs vibrations plus fréquentes, les ſenſations changent d'eſpece oomme les ſons, & elles deviennent des douleurs: Toute impreſſion eſt douloureuſe, comme ſur un doigt enflammé:. mais l'ame craint, avec raiſon, toute impreſſion qui eſt douloureuſe, & en conſéquence l'homme fait tout ce qu'il peut & qui convient à ſon état, pour l'éviter: donc l'Hydrophobe, qui doit être extrêmement ſenſible, qui ſouffre cruellement dans toutes ſes parties, devra apréhender vivement tout ce qui peut faire de nouvelles impreſſions ſur lui: ainſi il doit s'envelopper, ſe couvrir de ſes couvertures, ou porter ſes mains devant ſes yeux, & faire fermer les fenêtres, pour éviter l'impreſſion du jour ſur ſa rétine. Il ſera (d) *Aërophobe ;* il doit prendre les mêmes précautions pour n'entendre aucun bruit du dehors, pour éviter qu'on ne marche trop péſamment dans la chambre : dans les uns l'organe du tact eſt plus délicat, il y ſera plus attentif ; tel étoit le Médecin Hydrophobe dont parle Cœlius (e), qui ſupplioit les aſſiſtants, la larme à l'œil, de ne pas l'approcher ; & ayant ſenti une de ſes larmes tomber ſur lui , il ſauta en fureur & déchira ſes vêtements. Enfin , d'autres craindront tout , & on les nomme *Pantophobes.* A Naples un homme

(d) Idcirco lumina detorquens à luce abditum manubus vultum verſus tenebras convertebat. Quia ardentes oculi, ſuffecti ſanguine & igni à diurnâ luce perſtringebantur. *Idem.*

Parmi ceux de Meynes, l'un fit retirer les bougies durant la Communion , ne pouvant ſouffrir la lumiere ; l'autre ne put ſouffrir l'Extrême-Onction que ſur un pied , le moindre attouchement le faiſant frémir & friſſonner.

(e) Cœlius-Aurelian. cap. 12.

me ayant été mordu il y a quelque temps par une Vipere, eut entr'autres ſymptomes l'horreur du jour ou l'aërophobie ; le venin de la Vipere a des parties plus fixes de beaucoup que certaines du venin hydrophobique ; mais il paroît par ce ſymptome en avoir d'électriques ou d'extrêmement volatiles, & les agitations, les fureurs, les caprices de ceux que la Tarantule a piqués, ſemblent en faire ſoupçonner autant du venin de cette araignée : Ainſi, quoiqu'en général les eſprits volatils tirés par la Chymie des animaux, ne ſoient pas tous propres, à beaucoup près, à agiter, raréfier le fluide nerveux, il y a des ſubſtances fort analogues qui le font. Mais comment caractériſer d'autres ſubſtances volatiles vaporeuſes, qui concentrent ou brident ce fluide, & qui à un certain degré de force, comme le Caſtoreum, la fumée des plumes, le laudanum, arrêtent les ſpaſmes, les agitations, les fureurs, les convulſions hyſtériques, & ayant un plus grand degré de force, comme la poussé ou vapeur des mephitis, la fumée du souphre, non-seulement tuent les hommes & les animaux, mais éteignent tout net la flamme & le feu. Nous sommes encore dans de grandes ténebres sur ce sujet. Les expériences de Hales (*Statiq. des végét. pag.* 256.) ont donné quelque jour sur cette matiere. S'il est donc vrai ce que j'apprends par une Lettre de Berlin, qu'actuellement on regarde en Angleterre le musc comme utile dans la Rage, il paroît qu'il doit agir en concentrant le volatil du venin, bridant la fougue du fluide nerveux, comme certaines humidités grasses suffoquent la vertu électrique : peut-être l'Electrometre que MM. Leroy & d'Arcy viennent de trouver, facilitera l'étude de toutes ces choses.

Les yeux sont brillants & étincelants.

LXIII. Le fluide nerveux ne peut être plus abondant & plus actif, & à même-temps les froissements des muscles plus violents, que l'homme ne soit mis dans un état approchant de celui de l'électrisation : ses esprits se mettent en mouvement, de façon qu'il est sujet à des soubre-sauts & des insomnies ; pour peu qu'il soit d'un tempérament vif, il transpire copieusement ; son pouls s'accélere ; tout corps qui l'approche lui cause une sensation douloureuse ; & si, par l'expérience de Leyde, il reçoit deux torrents de matiere électrique à la fois, il est frappé & ébranlé dans tout son corps ; mais il sort du feu de toutes les houpes nerveuses de sa peau : ne se peut-il pas qu'il y ait dans le nerf optique, qui est fort gros, & qui forme la rétine, quelques pareils traits lumineux, qui rendent les yeux des Hydrophobes ardents, *vifs & étincelans* (e)

(e) Mém. de la Soc. Royale, ann. 1730. Etmuller, pag. 433. Il faut que les frottements, les coups subits électrisent les nerfs : d'où viendroit ce cercle lumineux & coloré, comme la queue de Paon, qui, comme l'observe Newton (quest. opt. 16.) est vu dans la nuit, si on se frotte le coin de l'œil, & ces étoiles qu'on voit en plein jour, si

comme tant d'Auteurs l'ont vu, & comme on le voit de nuit aux animaux les plus électriques?

Priapisme des Hydrophobes.

LXIV. D'une part la chaleur du venin mêlé avec la liqueur séminale, doit la rendre plus âcre, plus piquante; de l'autre, l'urine plus ardente doit irriter les vésicules séminaires, & tous les nerfs ont plus de sensibilité: ajoutez à cela que le ventre est constipé dans l'Hydrophobie; toutes ces causes concourant pourront exciter dans ces vésicules la même irritation qui cause l'érection & l'éjaculation; lesquelles étant comme forcées dans un état aussi déplorable, forment le priapisme com-

on reçoit un coup sur l'œil? Les Vers-luisants deviennent lumineux & comme électriques, précisément dans les temps où ils entrent en chaleur; & on sait que c'est au moyen de cette lumiere que les femelles, qui ne peuvent voler, enseignent aux mâles où elles sont.

me Cœlius (*f*) Lifter & Rivalier (*g*) l'ont obfervé.

LXV. Les Hydrophobes font fort craintifs ; mais la crainte continuelle rend méfiant ; auffi les Hydrophobes fe méfient de leurs meilleurs amis, ne veulent rien prendre de leur main, craignent toujours quelque furprife ; ils croient que tous ceux qui entrent ont un verre d'eau à la main pour les forcer à boire ; & c'eft pis pour eux que fi on leur portoit du poifon. En effet, Robert demandoit inftamment du poifon avant de fe pendre, & la vue de l'eau de

---

(*f*) Bonet. Sepulchret. tom. 1. pag. 215. Veretri frequens extenfio cum feminis involuntario jactu. *Cœl. Aur. c.* 11.

(*g*) De vetulo accepi, præter horrenda fymptomata quæ fuftinuerat, priapifmo ardentem uxori concubuiffe liberofque momordiffe, verùm innoxiè omnia. *Rivalier in Sepulchret. Boneti.*

Ces jours ci une chienne pendant l'acte vénérien, fut vue de plufieurs perfonnes avec les yeux luifants & brillants dans l'obfcurité, comme deux flambeaux, ou comme ceux des chats, qui reffemblent à des émeraudes en cet état, & qui en Hyver, quand l'animal eft plus électrique & en

ſon ſang le faiſoit frémir. On peut voir les précautions que la méfiance leur fait prendre dans l'Hiſtoire de l'Hydrophobe de Maruejols. (*h*)

LXVI. On ne peut mieux comparer l'état de leur eſprit qu'à celui de certaines perſonnes qui craignent exceſſivement d'être chatouillées, gratées ſous les pieds, aux reins, &c. Je connois un Officier, très-raiſonnable d'ailleurs, qui dans une aſſemblée auroit ſouffert cruellement, ſi quelqu'un ſe fût aſſis aſſez près de lui pour le toucher : tout le monde

---

chaleur, brillent davantage. Seroit-il électriſé naturellement ? Les Hydrophobes le ſont-ils ?

Numquid epilepſia aphroſidiaca, iteratis affrictibus, electricâ vi canes & feles imbuit? Undè nam in hac amatoria rabie, ſpaſmi, morſus ut in Hydrophobia ?

L'Hyver de l'année 1743 à Mauras, dans le Pays de Vaud, un homme mordu deux ans & demi auparavant par un chien enragé, enragea la nuit de ſes noces, & mordit ſa femme au ſein. Tous deux moururent bientôt après.

(*h*) Aſtruc, pag. 18.

en fait qui sauteroient plutôt par la fenêtre, que de souffrir le chatouillement; d'autres qui entreroient en fureur; plusieurs craignent au même excès les piquûres de l'électricité, après les avoir souvent éprouvées.

Cause de la fureur.

LXVII. Quand un agent nous cause ou nous doit causer du mal (*i*) que nous croyons n'avoir pas mérité, & qu'il nous le cause sur-tout volontairement & à bon *escient*, la colere s'empare de notre esprit; si c'est à l'improviste qu'on nous fait cette offense, la terreur se joint à la colere & à la haine, qui en est inséparable: si cette offense nous paroît inévitable, le désespoir se met de la partie. Or l'homme ressent d'autant plus vivement une offense, soit physique, soit morale, qu'il est plus sensible, & s'en venge d'autant plus, qu'il se croit supérieur en force: donc l'Hydrophobe qui souf-

(*i*) Wolf. Psychol. emp. 862.

ſre cruellement dans toutes ſes parties, qui ne s'attend qu'à une mort tragique, (les Payſans (*k*) étant dans l'uſage de les étouffer entre deux matelas) qui voit qu'il eſt incurable, qu'on ne le charge de chaînes ou de liens, & qu'on ne le vexe que pour le forcer à boire & à manger; ce qui eſt pour lui pis que la mort, devra donner toutes les marques de colere, de terreur, de haine, de déſeſpoir & d'eſprit de vengeance; le tout réuni, ſans qu'on en voie la raiſon, s'appelle *fureur*: ainſi l'Hydrophobe, ſur-tout quand on le voudra forcer à boire, ou qu'on le bleſſera par l'attouchement, par le grand jour, le bruit, entrera en fureur contre tout ce qu'il trouvera, contre ſes amis & contre lui-même.

(*k*) La mode barbare d'étouffer les Hydrophobes étoit en uſage auſſi du temps de Palmarius: *Et noſtra ætate*, dit-il, *vulgus eâ tentatos dum nullo remedio reſtitui poſſe reputat, vitæ pariter, ac morbo ſtrangulatu finem imponit.* Il ſeroit à ſouhaiter que l'on fît une punition exemplaire de cette inhumanité.

C'eſt ainſi que nous voyons des malades à qui on fait des opérations douloureuſes & longues, comme l'application du fer rouge ſur tout l'os de la jambe carié, s'ils ont toutes leurs forces, & qu'ils ſentent que l'opération eſt inévitable, ne pouvoir s'empêcher de grincer des dents, & de mordre avec frémiſſement leurs convertures durant l'opération. (*l*)

L'horreur de l'eau vient de pluſieurs cauſes enſemble.

LXVIII. Ce que l'Hydrophobe craint conſtamment le plus, c'eſt la boiſſon; il en ſent vivement le

(*l*) Dans les grandes paſſions, comme la colere, le déſeſpoir, de même que dans l'épilepſie, le fluide nerveux eſt pouſſé avec grande force dans les parties, & en conſéquence il ſe fait des violents froiſſements des ſolides; mais ces froiſſements doivent mettre toutes les parties ignées en action, les développer, & même les électriſe, mettre en jeu les levains que le défaut de mouvement inteſtin aſſoupit, ſur-tout ceux qui conſiſtent en parties alkalines, ſulphureuſes, ignées: de-là vient que l'épouvante

besoin à cause du feu qui le dévore, de l'âcreté des matieres salines & bilieuses qui sont dans ses entrailles, & des sollicitations de ses amis ; mais il en a une répugnance insurmontable ; & puisqu'il conserve presque toujours sa raison & sa présence d'esprit, il y a des raisons suffisantes de cette répugnance qui nous restent à chercher, en nous laissant toujours conduire par les faits.

Mucosité du gosier ; source du venin reproduit.

LXIX. La bave de l'animal enragé a infecté le sang d'un homme, (XXIII) le sang est conduit par la circulation dans tout le corps ; il devroit donc infecter toutes les humeurs ; cependant il en infecte

des sieges, des tremblements de terre, excite des fievres putrides & malignes (témoin *Baglivi prax. pag.* 150.) que celle qu'on causa au Marchand de Montpellier & à Robert (x) réveilla leur rage, que la colere & l'épilepsie, rendant les humeurs plus âcres, plus ignées, ont pu causer l'Hydrophobie spontanée (III.) *Voyez la Note du* N°. (x).

une ſeule, au moins de la maniere qu'il faut pour la rendre venimeuſe, pour la changer en levain hydrophobique ; l'expérience l'atteſte, puiſque c'eſt la bave ou la ſalive ſeule que rendra dorénavant cet homme, qui pourra communiquer la Rage à d'autres. (*m*) En effet il n'eſt pas vraiſemblable que de tant d'Auteurs qui ont écrit ſur la Rage, quelqu'un n'eût obſervé ſi elle ſe prend par la ſueur, par la liqueur ſéminale, par le ſang, le lait, &c. ſuppoſé qu'elle ſe prît ainſi, vu qu'il a dû arriver une infinité de fois à des perſonnes ſaines de toucher la main toute ſuante des Hydrophobes ; témoin Liſter, de leur manier le bras pour les ſaigner, d'avoir des éclabouſſures de leur ſang ; il eſt arrivé à des Hydrophobes confirmés d'approcher de leur femme, (LXIV) la plupart étant travaillés du priapiſme, cependant les Auteurs cités témoignent que ç'a été

(*m*) La Rage ne prend que par la bave de l'animal.

impunément. Les obſervations de Fernel & de Surius (VIII) ne prouvent pas que le ſang & la chair du Loup ait donné la Rage à ceux qui en mangerent, ni celle des Cochons aux Voyageurs, ne déterminant pas ſi la hure, & partant la ſalive, n'avoit pas fait partie ce qu'ils mangerent. Les anciens (*n*) donnoient le foie du Loup enragé pour contrepoiſon dans ce mal: il faut qu'ils ne doutaſſent pas que la bile ne fût exempte du venin. Quant au lait, j'ignore ſur la foi de qui Boerhaave le croit venimeux; à moins qu'il ne veuille dire par-là qu'il eſt à craindre; ce que je ne fais pas difficulté d'avouer.

LXX. Si la ſalive eſt la ſeule humeur venimeuſe, ce n'eſt pas au ſang qu'il faut s'en prendre, puiſqu'il fournit indiſtinctement la matiere de toutes les humeurs. Ce n'eſt donc qu'au couloir même de la ſalive ou de la mucoſité du goſier & de l'œ-

---

(*n*) *Palmarius faiſoit prendre pendant trois jours le ſang deſſéché du Chien Hydrophobe.*

ſophage, qui réunit des matieres peu nuiſibles ſéparément, mais qui par leur alliage deviennent venimeuſes (*o*); c'eſt-à-dire, que la bave du Loup alkaliſée & volatiliſée, ayant, quoique ſous cette forme, & diſperſée dans la maſſe du ſang, beaucoup d'analogie ou de rapport pour la figure des molécules à celles qui conſtituent cette bave ou mucoſité de l'homme, doit dans ce couloir, où le cours du ſang la conduit ſucceſſi-

---

(*o*) Quelques gouttes d'eſprit de ſel, autant de mercure, à part ſont des remedes doux; unies, elles forment le ſublimé corroſif. *Boerh. t.* 2. *pag.* 312.

Chaque partie a ſes ſucs différents des autres, & ſes couloirs; les mêmes drogues ne picottent pas le bout de la langue, qui irritent vivement le milieu, d'autres la baſe, d'autres le goſier. *Voyez* Raü, *hiſt. Plantar.* tom. 1. Telles ſont parmi les dernieres, les feuilles de paquerete, de la renoncule à feuilles rondes, les racines de mercuriale, d'aſperge, &c. d'autres n'agiſſent point dans la bouche, mais ſeulement dans le ventricule : tel eſt le jalap, la gomme gutte : c'eſt que pour agir, il faut qu'ils ſoient diſſous; & ces médicaments ne trouvent leurs diſſolvants que dans certaines parties.

vement, s'y unir, comme les molécules ſalines d'une leſſive, venant à rencontrer leurs ſemblables, ſe réuniſſent & forment des cryſtaux dont la propriété eſt très-différente de celles de la leſſive ; ou bien comme le venin de la petite-vérole implanté au bras, va affecter déterminément certaines glandes miliaires de la peau pour s'y reproduire ; ou enfin comme les molécules des cantharides avalées & mêlées au ſang, ne s'allient intimément, & ne ſe laiſſent diſſoudre que par l'urine, & n'enflamment conſéquemment que les voies urinaires.

LXXI. Les Hydrophobes ſe plaignent pour la plupart d'un mal de (*p*) goſier, d'une difficulté d'avaler ; leur gorge s'enfle ſouvent :

(*p*) Témoin M. Aſtruc. *Toto morbi decurſu de ſtrangulationis ſenſu in gutture conqueſtus eſt.* Anton. Julian. *& alii Meynenſes, &c. Vide aperturam Cadaverum* 87.

Hydrophobi non timent aquam, ſed timent cruciatum internum ab aquâ inductum ; nam ab humidorum aſſumptione magnoperè lædi & anguſtiari & veluti ſe ſuffocari ſen-

après la mort on trouve le haut de l'œsophage livide ou gangrené ; leur bouche est exempte d'inflammation ; la langue conserve sa souplesse & son humidité, &c. Or l'Anatomie apprend que le gosier & l'œsophage sont parsemés de glandes sebacées ou cryptes de ruisch, qui s'ouvrent dans ce conduit par des tuyaux capillaires, dans lesquels se sépare une mucosité épaisse, blanche, (que bien des gens rendent à jeun en toussant, sous la forme de grains longs de deux lignes, larges d'une, & les écrasant, on les trouve jaunâtres, & d'une puanteur très-âcre ;) j'ai vu deux personnes qui se croyoient phtisiques pour en avoir rendu ; mais cette incommodité, si c'en est une, n'est d'aucune conséquence. Tous les phénomenes semblent dire que ces glandes sebacées sont l'ori-

---

tiunt ac proinde jure & magna cum ratione timent, &c. *Petr. Salius de affectib. partic. pag.* 354.

Robert avoit avant de se pendre beaucoup de mal au gosier, le col lui avoit beaucoup enflé.

gine de la bave venimeuse des Hydrophobes ; la bave ou la salive ordinaire qu'ils rendent en quantité, tire son venin de cette source.

Infection de la salive par cette mucosité.

LXII. Dans l'homme, cette mucosité dissoute par la salive que nous avalons, tant en veillant qu'en dormant, doit descendre, à cause de la pente, dans l'estomach, où réellement elle fait ses ravages ; (aussi trouve-t-on le trajet de l'œsophage & l'estomach enflammés) à moins que dans les efforts pour cracher & les nausées, une partie n'aille dans la bouche ; ce qui arrive toujours, parce que les Hydrophobes crachent toujours, ou penchent la tête pour saliver. Dans les bêtes qui portent la tête basse, sur-tout qund elles sont malades & hydrophobes, cette bave passe le plus par la gueule, & infecte davantage la salive, & moins l'estomach, comme les symptomes le font voir ; & de là vient en partie que la morsure faite par un homme enragé, eſt moins terrible que celle d'un Chien ou d'un Loup. (XIII. 11.)

LXXIII. Les glandes ſebacées du goſier ne peuvent être remplies de ce venin alkali & igné, qu'elles n'en reſſentent les atteintes, qu'elles n'en deviennent plus ſenſibles, plus groſſes, & qu'elles ne s'enflamment enfin, comme ſi on appliquoit un puiſſant alkali deſſus; mais la ſalive qu'on avale ſans attention, fine & coulante comme elle eſt, doit s'inſinuer dans les tuyaux capillaires de ces glandes, comme c'eſt le propre de toutes les liqueurs, à l'égard de pareils tuyaux, & à cauſe de l'affinité qu'elle a avec cette mucoſité, doit la diſſoudre, la rendre coulante, s'en charger, ou en traîner une partie de l'œſophage dans l'eſtomach : donc les liqueurs de l'eſtomach ſeront bien-tôt infectées.

Irritation du goſier.

LXXIV. Les corps ſalins très-concentrés, agiſſent à meſure qu'ils ſe diſſolvent; c'eſt un axiome de

Chymie (*q*): ainſi les alkalis fixes, les acides même, comme l'huile de vitriol, bouillonnent par l'affuſion de l'eau: le phoſphore de M. Homberg s'allume par l'humidité de l'air; la pierre infernale ne brûle que les parties qui l'humectent; la chaux vive s'enflamme preſque par l'affuſion de l'eau; la ſalive ſur l'eſprit de ſel armoniac, rend une odeur fétide; l'eau ſur des métaux fondus, les fait fulminer: ce ſont tous ou des corps ſalins, ou des corps pleins de parties de feu, comme le venin de la Rage: donc ce venin doit développer toute ſon activité, à meſure que la ſalive le diſſout.

Les Hydrophobes ne peuvent exprimer cette ſenſation.

LXXV. Les Hydrophobes qui conſervoient le plus leur raiſon, interrogés ſur la ſenſation que la ſalive cauſoit dans leur goſier, ont dit qu'elle ne conſiſtoit pas en un mau-

---

(*q*) Salia non agunt niſi ſoluta.

vais goût, mais en un je ne sais quoi qui étoit pour eux pire que la mort; (r) pire que tout ce qu'on peut imaginer; qu'il ne leur étoit pas possible d'avaler; que le passage étoit fermé; (ſ) (t) que les envies de vomir, & les maux de cœur les en empêchoient; qu'en bûvant ils suffoquoient.

LXXVI. Rappellons-nous que l'eau pure est rejetée avec horreur dès son entrée dans le gosier, quand on a de fréquentes nausées; que dans la squinancie, qui est plus basse que

(r) Interrogatus à Medico num ab ingrato sapore penderet aquæ metus respondit se causam planè nescire, se cum summâ voluptate ultimâ vice bibisse, interim tanto odio solida liquidaque jam abominari ut eorum visum perferre non posset absque lypothimia, *Rocher*. Jam propriam salivam ægrè quidem deglutiebat quod ipsi ut nobis seriò multoties asseveravit vel morte pejus erat.... Salivam deglutire ei horrendum fuit proindè ac si mortem ipso momento inferret, *Corton, ex Listero Desault*, &c.

(ſ) Hydrophobos plurimos in faucibus strangulationis sensum experiri. *Astruc*. *Petr. Salius*, &c.

(t) Julian Dajonne de Meynes, &c.

les amygdales, on a une peine & une répugnance très-forte à avaler; mais dans l'Hydrophobie, outre ces deux causes, il en a deux autres qui concourent; savoir, l'excessive sensibilité de cette partie, qui étant plus tendue, plus douloureuse que toute autre, ne peut être touchée par quoi que ce soit, sans entrer en convulsion. Julian de Meynes (*u*) frémissoit & frissonnoit par la plus légere onction des pieds, conservant très-bien sa présence d'esprit: qu'eût-ce été au gosier? Si un ami porte son doigt vers notre œil, sur le champ nous fermons les paupieres, nous retirons la tête; la crainte du mal fait faire tous les mouvements pour l'éviter, que la sensation même feroit. La derniere cause de cette horreur est non le mauvais goût de cette bave; car quand elle en auroit, le gosier ne juge pas des saveurs; mais une autre sensation qui ne peut être qu'inconnue jusques-

(*u*) Astruc, pag. 13.

là à l'Hydrophobe, & à plus forte raison aux assistants, auxquels par conséquent il ne peut en communiquer l'idée que très-imparfaitement : Comment exprimer l'idée de la sensation propre du sené à qui n'en a pas goûté ? Ce n'est pas son amertume qui déplaît, les olives en ont davantage ; ni son piquant, le poivre pique bien plus. Qu'est-ce donc qui révolte l'estomach, fait frémir, excite des maux de cœur quand on le prend, ou même qu'on le flaire ? C'est cette sensation propre dont on ne peut avoir d'idée que par sa propre expérience.

Puanteur des crachats.

LXXVII. C'est apparemment l'humeur fétide qui sortoit abondamment des glandes sébacées du gosier, à laquelle il faut rapporter l'odeur forte qu'on apperçut à l'haleine de Robert de Chambourigaud, & aux crachats d'Anne Calix de Meynes ; (*x*) une pareille matiere

(*x*) Sputa multa putrida excreavit.

coule ſans ceſſe dans l'eſtomach ; viſcere très-nerveux & très-ſenſible, dont les ſenſations ſont auſſi difficiles à rendre par des termes juſtes, que celle du goſier des Hydrophobes ; il ne peut qu'être déſagréablement affecté par le venin ; d'où s'enſuivent les nauſées, vomiſſements, cardialgies, ſyncopes, &c. leſquelles ſurtout redoublent après avoir avalé, ou à la ſeule propoſition de boire.

Difficultés d'avaler les ſolides.

LXXVIII. L'Hydrophobe ne peut non plus que très-difficilement avaler les aliments mollets, comme la ſoupe, des fruits ; ſoit parce que l'œſophage eſt ſouvent enflammé, ou reſſerré par une ſorte de convulſion ; auſſi pluſieurs ſe plaignent d'une ſorte d'étranglement ; ou parce que ces aliments ont toujours quelque eſpece d'humidité qui détrempe la bave venimeuſe, ou enfin qu'ils renouvellent l'idée des liquides, ſi terrible pour eux. Cependant par raiſon & par complaiſance, ils s'efforcent d'en prendre ; mais ils se gardent bien de les mâcher, crainte d'avaler de la salive que la mastication fait couler ; ils l'avalent précipitamment & avec une espece de fureur, en grimaçant, comme ceux qui ont la squinancie.

Soif, ardeur d'urine, constipation.

LXXIX. Les Hydrophobes restant sans nourriture, il ne passe point de chyle dans leur sang ; ce qui est nécessaire pour prévenir l'alkalisation, l'acrimonie & la corruption des humeurs ; leurs entrailles doivent s'échauffer davantage, leur bile devenir plus foncée ; la boisson fournit à l'urine un véhicule qui la rend claire, qui la tempere ; quand ce véhicule manque, selon l'éxpérience de Bellini, elle devient rouge, briquettée, saline, lixivielle, piquante, & irrite le col de la vessie, produit la difficulté d'uriner ; les Hydrophobes sont sujets à tous ces maux. Les excréments doivent manquer aussi, & ceux qui sont dans les boyaux, faute d'humidité, ne peuvent couler; de-là vient la constipation. La chaleur de la fievre, du venin, la fureur fréquente, l'acrimonie du sang, doivent exciter une sécheresse & un feu dans les entrailles, qui cause une soif proportionnelle; mais l'horreur d'avaler l'emporte de beaucoup sur le besoin de boire.

Envie de mordre; ses motifs.

LXXX. La fievre qui accompagne souvent cette maladie, est souvent, comme dans les autres cas, sujette à des redoublements chaque jour, durant lesquels les esprits sont plus agités, plus échauffés, les solides plus tendus; & ainsi tous les symptomes, & sur-tout les douleurs, doivent redoubler; & comme les douleurs jointes à la sensibilité excessive, à la vigueur du malade, & à son désespoir, attirent la fureur; il n'est pas étonnant que dans les redoublements il s'emporte contre les assistants & contre lui-même. M. Rivalier

valier ayant ſeulement demandé à Dumas, pourquoi il craignoit l'eau, celui-ci jeta ſur lui un regard menaçant, & marmottant entre ſes dents, lui tournant le dos ſubitement, & ſe jetant le viſage en bas ſur le lit, mordit & mit en piéces ſon mouchoir, & frappa du pied la terre. Le Payſan dont M. Haguenot prit ſoin, l'aſſuroit en grinçant des dents, qu'il devoreroit une armée, qu'il ſe ſentoit un deſir inſurmontable de mordre, & le diſoit, ainſi que bien d'autres, ſans être en ce moment en fureur. Pluſieurs aſſurent que cela ne dépend pas d'eux, & conſervent même dans ces accès de Rage leur raiſon (*y*) & leur préſence d'eſprit; ce qui nous fait voir qu'outre la fureur, il y a un autre motif qui les porte à mordre.

(*y*) Cæterùm Hydrophobos omnium probe conſcios eſſe atque rationis & libertatis verè compotes quamquam aſpectu truces, voce minaces ac ardentibus oculis furibundi videantur. In quo omnes noſtræ hiſtoriæ mirè concordant. *Aſtruc*, *pag.* 19.

Démangeaiſon de mordre. Sputation fréquente.

LXXXI. Le venin qui infecte plus ou moins la ſalive, picote toute la bouche ; & de-là vient en partie que les enragés, ou ſalivent continuellement, ou crachent ſans ceſſe à droite & à gauche ; mais ce picotement excite en eux une ſorte de démangeaiſon dans les gencives, qui n'eſt ſoulagée qu'en mordant & en grinçant des dents. Nous en avons un exemple dans la dentition des enfants, qui par une pareille démangeaiſon mordent le mamelon de leurs nourrices, ou ſe contentent de preſſer leurs gencives avec le hochet ; & comme la démangeaiſon nous force à nous gratter quelquefois juſqu'au ſang, de même celle des Enragés les porte à mordre malgré eux ; c'eſt un mouvement que la volonté exécute, mais qui n'eſt pas libre, que cependant la raiſon & la Réligion peut modérer comme les autres paſſions.

Autres motifs de l'envie de mordre.

LXXXII. On observe effectivement que la Rage blanche ou la fureur de mordre est plus ordinaire aux animaux qu'à l'homme, & parmi les hommes, ceux des Villes, qui ont plus d'éducation & d'empire sur eux-mêmes que les Paysans, sont aussi moins portés à mordre. M. Desault, (z) en ayant vu un bon nombre à Bordeaux en ce cas, s'étoit persuadé même que cela n'arrivoit jamais, & que ceux qui se donnent des soins pour expliquer ce phénomene, les prennent fort inutilement. Mais cent observations démentent cette opinion. L'envie de mordre est encore plus forte dans les brutes, parce que par la situation naturelle de leur tête, la mucosité du gozier coule plus abondamment dans leur gueule, & l'irrite plus puissamment. Plusieurs causes concourent au même effet composé, & les Auteurs se font mal-à-propos une loi de les dé-

(z) Pag. 322, tom. 1.

duire tous d'une seule : ainsi outre les deux que nous venons d'assigner, le Loup qui fit tant de ravage à Meynes étoit aussi porté à mordre par la faim, puisque dans l'espace de quelques heures il mangea tranquillement jusqu'aux os (*a*) deux gros Chiens de Parc, le jour-même qu'il attaqua vingt-deux personnes.

Vrai délire, rare dans l'Hydrophobie.

LXXXIII. Les Auteurs ont assuré trop généralement, que la Rage consistoit dans un délire, à moins qu'ils ne prennent pour marque de délire l'horreur de la boisson & l'envie de mordre ; mais il faudroit alors

---

(*a*) Astruc de Hydr. Pecuarium canem qui ovili adjacebat jugulavit & devoravit... Mane casu deprehensus est in stabulo canem alterum tranquillè devorans. *Astruc. p. 6.*

Aëtius fait l'histoire d'un Philosophe Hydrophobe, qui par la force de sa raison surmonta la répugnance qu'il avoit de l'eau, & se guérit. Beaucoup d'enragés assurent que s'ils ne se retenoient, ils dévoreroient tous les assistans.

confondre ſous ce nom des modifications de l'ame, qui ſont bien différentes entr'elles ; un vertige nous fait penſer que tout tourne ; le prurit nous porte à nous enſanglanter : le jugement du vertigineux & du galeux répond à la diſpoſition de leurs organes des ſens, comme de la retine, de la peau ; (b) & pour le délire il eſt convenu que le dérangement doit avoir ſon ſiége dans le cerveau même. Or dans la plûpart des Hydrophobes les fibres nerveuſes, quoique toutes montées ſur un ton plus haut, ſont pourtant à l'uniſſon, & cette tenſion rend les idées plus fortes & les Jugements plus prompts, mais non pas moins exacts ni moins correſpondans aux impreſſions des objets extérieurs.

LXXXIV. Cela n'empêche pas que quelques Hydrophobes n'ayent déliré, ſur-tout durant le redoublement de la ſiévre, par la même raiſon que les autres ſiévreux délirent quelquefois ; & de-là dependent ces

(b) Boerhaave Aphor. 700.

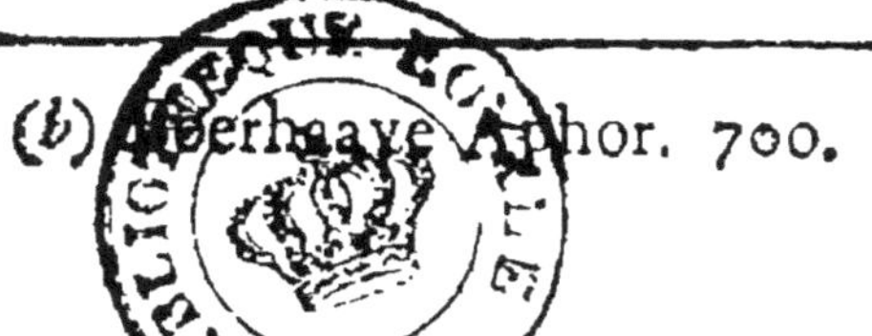

imaginations déréglées, dont surtout les Auteurs Arabes (*c*) font mention. Des Hydrophobes occupés de la cause de leur mal, ont rêvé ou ont cru voir dans l'eau le Chien qui les avoit mordus, ou leurs excréments, comme les mêmes Médecins, (*d*) prévenus de quelque hipothése, ont cru voir des petits chiens dans l'urine des Hydrophobes : quelques malades ont peut-être aussi rêvé qu'ils étoient transformés en Chiens, & en ont imité la contenance, les abois : mais plus souvent les Auteurs ont voulu grossir les objets, & embellir les Contes, & comme les Hydrophobes fuyent le jour, & surtout pour boire, dans l'obscurité, ils se mettent, comme on dit, sur les quatre pattes, comme les Chiens

(*c*) Rhases, c. 30. S. 2. Attamen interdum, ubi omnia in pejus ruunt, per intervalla desipere atque tunc lupum canemve quasi insilientem quandoque imaginari.

(*d*) Avicene c. 7. tr. 4.
Avenzoar. l. 1. tr. 3.
Salmuth. cent. 2. obs. 83.

ainsi que faisoit Corton, (e) & qu'à cause de la sécheresse & de la phlogose de leur trachée artére, ils ont dans leurs tourments poussé des cris (f) & des gémissements, d'un ton qui ne pouvoit être que rauque & lugubre, on a pris ces cris pour des hurlements. Mais d'ailleurs beaucoup d'observations, entr'autres celles des Médecins de Maruejols, ont bien vérifié que la plûpart des Hydrophobes dans le temps même que leurs cris & leurs yeux semblent menaçans, & même que des chiens se présentent à eux, conservent leur raison & leur présence d'esprit; (80 Not.) témoins Petr. Salius & M. Astruc.

LXXXV. Si on ramasse toutes les circonstances, qu'on se rapelle que les forces de l'homme sont bornées, qu'elles se consument & s'épuisent

(e) Lister. obs. 1.
Borelli cent. 3. obs. 68.
Canina involutio vox latrabilis, &c.
Cœl. Aurel

(f) .....Imò clangosa vociferatione latratum ululatumve quodammodo exprimere. *Astruc.*

d'autant plus, qu'on fait plus de mouvements, qu'on a plus de fiévre ; que dans les Hydrophobes, faute de nourriture, elles ne se reparent point ; que nuit & jour elles se perdent, & que le fluide nerveux, ainsi que l'air, se détruit & se dissipe enfin, ou que l'inflammation des solides & la sécheresse des fluides augmentant le frottement, multiplient les résistances opposées à la circulation; on verra clairement pourquoi cette maladie est aiguë, c'est-a-dire qu'elle est très-dangereuse & très-courte.

LXXXVI. Le danger pour la vie est d'autant plus grand, que les forces destinées à faire circuler le sang, approchent plus de l'égalité avec celles qui résistent à son cours; car de cette égalité la mort s'ensuit; mais dans l'Hydrophobie, quelques supérieures que fussent les premieres, la dépense irréparable qui s'en fait les réduit bien-tôt à cette égalité, & ainsi plusieurs Hydrophobes sont enlevés en trois ou quatre jours, suivant la force des symptomes; (XIII) la durée d'une maladie est d'autant moindre ; que l'inégalité entre les forces de la nature & celles de la matiere morbifique est plus grande, ou bien que proportionnellement à l'activité de la cause morbifique, il se fait de plus violents efforts & de plus grandes dépenses de forces pour la corriger & l'expulser ; mais dans l'Hydrophobie, la cause étant très-active, les efforts du cœur & de tous les muscles sont excessifs, & par-là les forces bien-tôt épuisées ; ou si l'on en guérit, ce qui est bien rare, par ces violents efforts, la cause de la maladie est bien-tôt détruite ; ainsi la maladie est courte.

Ouvertures des Cadavres.

LXXXVII. Un venin alkali-volatil & tout de feu, tel que nous l'avons désigné, & que les Anciens auroient appellé chaud au quatrieme degré, (g) ne peut manquer de dissiper par les sueurs & la trans-

(g) Cappivaccius.

piration, (*h*) l'humidité du corps, & le desſécher, de diſſoudre le ſang & de fondre la graiſſe, & d'enflammer ou gangrener même les parties qu'il arroſe plus immédiatement: c'eſt pourquoi Cappivatius, Henri Brechfeld, Bonnet, (*i*) & les Meſſieurs de l'Académie Royale des Sciences, ont généralement trouvé par l'ouverture des cadavres, 1°. le cerveau, le commencement de la moëlle épiniére, tous les muſcles plus ſecs que de coutume, les membres exténués, le péricarde à ſec: 2°. le ſang ſi diſſous, que le froid même de l'air ne le pouvoit coaguler; ce qui eſt commun aux perſonnes mortes de fiévres malignes, de peſte, &c. & qui marque une grande corruption: auſſi le cadavre de Jeanne, Dejonne, qui n'eut la Rage que deux jours, étoit-il pourri & puant.

(*h*) M. Nollet a obſervé que l'électriſation ſimple, ſans commotion, fait tranſpirer aſſez abondamment les hommes & les animaux. *Mercure de Déc.* 1747.

(*i*) Sepulchr. tom. 1. ann. 1699.

en quinze heures de temps, au fort de l'Hyver; (*k*) 3°. toute la graiſſe des muſcles, de l'épiploon, du méſentére, fondue, diſſipée; 4°. la véſicule du fiel gorgée d'une bile verdâtre, comme on le voit dans les bœufs morts de la diſſenterie peſtilentielle qui a couru; 5°. l'eſtomach tapiſſé de glaires d'un brun foncé, ſa tunique veloutée, pourrie, le deſſus du foye qui y touche livide, le dedans de l'éſophage enflammé, la trachée artére atteinte d'inflammation, une portion du pericarde comme brûlée, dit Cappivaccius, par ce venin tout de feu. M. Vandeli aſſure avoir vu beaucoup d'ulcéres dans la gueule d'un chien qui avoit tous les ſymptomes de la Rage, & qu'il avoit tué à cauſe de cela. M. Zwinger de Bâle rapporte dans les Ephémerides Germaniques, l'ouverture du cadavre d'un enragé, dans lequel il trouva entr'autres choſes une grande rougeur dans l'intervale membraneux des anneaux de la

(*k*) Aſtruc, pag. 8.

trachée artére; apparemment l'ésophage, dont il ne parle pas, étoit enflammé de même; ce qui confirme que c'est-là le siege principal du venin.

LXXXVIII. Voilà quels sont les effets de la bave d'un animal enragé sur un homme qui l'a reçuë par une plaie, d'où au bout de quarante jours elle est passée dans son sang, & c'est ensuite reproduite dans les glandes sebacées du gozier; mais par les effets, que pareille bave, ou pour mieux dire, que le venin concentré dans ces glandes sebacées, fait sur le gozier & l'estomach, on conçoit que la bave du Chien a perdu beaucoup de sa force, soit en se mêlant avec la salive, soit en évaporant ses parties ignées au sortir de la gueule de l'animal, soit enfin en diminuant de masse dans la plaie d'où le sang l'entraîne dehors en grande partie, en émoussant peut-être son activité; maintenant si la bave du Chien infecte imméditement la salive de l'homme (VII), il est évident que dans quelques minutes les glandes ſebacées du gozier en ſeront infectées, & ce venin conſervant toute ſon activité, & ſe multipliant en peu de jours, devra produire auſſi en peu de jours l'Hydrophobie, comme l'expérience le fait voir (VIII). Cet accord mutuel entre la théorie & l'obſervation, confirme aſſez un ſentiment auquel il ne manque à préſent que de voir accorder les expériences de pratique; ce que nous allons entreprendre, ſans traiter les ſignes diagnoſtics & prognoſtics que tant d'autres ont bien détaillés..

Curation de la Rage.

LXXXIX. Les vues qu'on doit avoir quand quelqu'un a été mordu par un animal enragé, ou pris l'infection immédiate par quelque voye que ce ſoit, ſont 1°. d'enlever s'il eſt poſſible le venin: 2°. de l'empêcher d'agir. Les premiers ſecours ſeront les remedes préſervatifs, les autres ſeront les remedes curatifs.

Pour l'enlever il faut qu'il ſoit à portée, comme quand il n'y a qu'une plaie extérieure d'infectée ; s'il est déja passé avec la salive dans le gozier, on ne peut que l'empêcher d'agir : cependant soit qu'il n'ait infecté qu'une plaie, soit qu'il ait en même-temps infecté la salive, la prudence veut qu'on emploie à même-temps les moyens qui peuvent remplir ces deux indications.

Remedes préservatifs.

XC. Il est essentiel avant d'exposer le malade aux cruelles opérations qui doivent préserver de la Rage, de s'assurer si le Chien qui l'a mordu étoit enragé ; les signes auxquels on le reconnoit sont différens, selon qu'il est au premier, ou qu'il est au second degré de la Rage : au premier il s'écarte, se perd, ne boit, ni ne mange ; (ce qui n'est pas vrai du Loup, que la faim & la Rage à même-temps font sortir des neiges & entrer dans les Hameaux) l'animal est triste, n'aboie point ou grogne seulement ; il porte la tête, les oreilles & la queue basses, a les yeux hagards, & mord indiſtinctement les étrangers & même les gens de la maiſon : au ſecond degré il halete, à la voix rauque; il hurle ſans ſujet, tire la langue, qui paroit plomblée ; il rend une bave épaiſſe & abondante ; tantôt il court, tantôt il s'arrête, allant çà & là comme engourdi, attaquant les animaux, quoique plus forts que lui ; auſſi tous les autres Chiens le craignent & fuyent à ſon approche: ſi l'on trempe un morceau de pain ou de chair dans la bave ou dans le ſang de la plaie qu'il a faite, les autres Chiens à qui on l'offrira, le refuſeront. Sur ces ſignes on pourra par conjecture diſtinguer ſi la morçure reçue eſt venimeuſe (*l*) ou non ; cependant la prudence veut que dans le doute un peu raiſonnable on mette la choſe au pis.

XCI. Dans ce cas, ſi la plaie eſt éloignée des voyes de la ſalive & des larmes, l'unique préſervatif eſt

(*l*) Quand la morſure a été faite à travers des habits épais, communément il n'y a pas tant à craindre. (xi) d'enlever toute la partie infectée de la bave, parce que ce venin gluant se cole si intimement aux chairs, qu'aucun detersif, ni même aucun suppuratif, selon que l'expérience l'a fait voir, n'est en état de l'en séparer. Pour cet effet, il faut prendre garde que l'opération n'ait pas des suites aussi funestes qu'il y en a raisonablement à attendre du venin: ainsi, selon le degré de la Rage de l'animal au temps de la morsure, & selon le nombre & la validité des signes qu'on a de sa Rage, il faut emploier les plus doux ou les plus rudes des secours suivants.

Si un ou deux doigts, le bout de l'oreille ou du nez, &c. ont été mordus, il faut les retrancher du corps avec le rasoir ou autre instrument tranchant, laisser couler quelque-temps le sang, laver la plaie & les environs avec de l'eau chargée de sel marin, un filet de vinaigre, &c. & ensuite la penser à la maniere ordinaire. Il en faut faire autant aux parties charnues comme au gras des jambes, des bras, &c. autant qu'on ne risquera pas de couper de gros vaisseaux, des nerfs, des tendons, &c. & avec le bistouri ou les ciseaux, cerner la plaie, étant vraisemblable que la bave des dents a été essuyée principalement aux bords de la plaie, avant qu'elles ayent pénétré jusqu'au fonds. Cependant le plus sur est d'enlever même les chairs au-delà du fonds, si cela se peut sans danger.

XCII. Si la main, l'avant-bras, le pied, ou la jambe, ont été si fort maltraités si profondement & si souvent machés, déchirés par l'animal, qu'on ne puisse pratiquer ces incisions, & que d'ailleurs ont soit moralement sur que l'animal fût enragé, la prudence veut qu'on pratique selon l'Art l'amputation de ces membres au-dessus des plaies, jusqu'à ce qu'un plus grand nombre d'expériences ait constaté l'efficacité des remedes curatifs & préservatifs, dont nous parlerons plus bas.

XCIII. Mais comme le venin se répand peu-à-peu à là ronde dans le tissu des chairs, pendant quelques heures, comme les taches d'huile dans les draps, & que dans certaines parties une incision ne peut se faire sans danger à demi pouce plus loin, qui eût pû se pratiquer auparavant, il est important de ne pas différer l'opération d'un instant, s'il est possible ; ce qui l'est souvent, quand il ne s'agit que d'amputer un, ou deux doigts ; pour les autres cas il faut nécessairement le secours d'un Chirurgien ; & comme il se passe un peu plus de temps, il faut couper un peu plus avant dans les chairs.

XCIV. Si la gangrene & la carie d'un membre détermine à des opérations aussi cruelles, le venin de la Rage, qui a de suites bien plus funestes, doit à plus forte raison nous y déterminer.

Si le venin de l'animal enragé, reçu dans une plaie, se glissoit le même jour dans les vaisseaux, comme celui de la vipére (*m*), il est

---

(*m*) Selon l'observation de la Société Royale de Londres, le venin de la Vipére se répand du poigné le long du bras, jusqu'au cœur en moins de demi-heure ; il se mêle

évident que non-seulement ces opérations, mais même toutes les application des instruments & des remedes Chirurgicaux sur la partie mordue seroient inutiles, différées à une ou deux minutes; car le sang roulant dans ses plus petits vaisseaux avec la vitesse de six pouces par minute (XXIX) auroit bien-tôt atteint les parties d'où on ne peut par ces moyens extirper le venin.

XCV. Tout ce qui desséche & calcine les chairs infectées, sur-tout si c'est un acide corrosif qui détruise l'acrimonie alkaline du venin, non-seulement prévient la putrefaction ou l'exaltation de cette matiere, mais même la sépare du corps par la chûte de l'escarre, & ainsi pourroit être employé. Tels sont les cauteres actuels & potentiels, sur-tout l'eau forte, l'esprit de sel, &c. & la solution de mercure, dont on imbiberoit la plaie, au moyen d'un

---

donc au sang, ce qui n'arrive pas au venin vérolique & hydrophobique avant qu'il ait couvé dans le lieu de l'infection.

plumaſſeau ; mais ces moyens, comme on voit, ne ſont ni ſi ſûrs, ni moins cruels que les amputations.

XCVI. Quant aux ſcarifications ſi vantées elles ne peuvent ſervir qu'à faire ſortir plus abondamment le ſang ; ce qui ne garantit pas entiérement, puiſque le ſang ne ramene bas cette bave au cœur, quoiqu'il circule dans la plaie & dans la cicatrice durant des mois & des années, avant que la Rage ſe déclare, & que ce venin s'attache aux parties ſolides, qu'il enflamme lors de ſon développement.

XCVII. Pour ce qui eſt des ligatures des membres, qu'on pourroit faire en attendant l'occaſion de les emporter, & qui conviennent ſi bien par rapport aux venins qui infectent tout de ſuite le ſang, il ne paroit pas que dans ce cas ſi, elles ſoient néceſſaires, puiſque le ſang n'eſt infecté que quand la bave c'eſt volatiliſée, après un mois ou environ, néanmoins rien n'empêche de les employer.

Remedes curatifs.

XCVIII. Si la morſure eſt dans des parties où la ſalive coule, (VII) où les larmes passent, on ne peut gueres pratiquer les incisions nécessaires pour extirper le venin ; & quand on le pourroit, le mal est déja pris ; ainsi il faut avoir recours aux remedes curatifs, qui ne réussissent jamais si bien, que quand on les emploie le plutôt après la morsure, quelque partie qui ait été infecté.

XCIX. Nous ne connoissons que deux moyens de guérir les maladies qui ont pour origine une matiere morbifique, un venin ; le premier est de l'expulser ; le second est de l'empêcher d'agir ; ou, ce qui est le même, de le corriger. La nature ou le mécanisme semblent agir dans la Rage pour expulser le venin ; car la plaie se rouvre, suppure, & rend une sanie virulente ; l'animal sue, vomit & bave continuellement : dans cette vue les Médecins ont dû tenter les suppuratifs, les sudorifiques, les vomitifs & les salivans ; mais l'expérience a fait voir jusqu'ici que tous ces secours si bien indiqués ont été insuffisans, si on en excepte les derniers ; aussi la nature, pour parler le langage reçu, insiste-t-elle davantage à la salivation.

C. Quant à la correction du venin, dont le caractere incendiant se manifeste assez par les flammes dont le malade se sent brûler, par les piquures qui ressemblent à des traits de feu, nous sommes aussi portés naturellement à abattre ce feu par les moyens que la soif inextinguible inspire aux Hydrophobes, nonobstant les tourments excessifs que la boisson leur cause: c'est cette soif brûlante qui leur fait faire tant d'efforts pour vaincre leur repugnance; (n) mais enfin la sensation horrible qu'ils éprouvent même en avalant leur salive, l'emporte sur le besoin de se rafraîchir. Il faut donc avant que le malade ait cette repugnance, le prémunir contre l'incendie prochain, par les boissons les plus rafraichissantes & les bains les plus fréquens; & comme l'expérience a fait voir

(n) Voyez chez MM. Astruc & Lister les artifices qu'employent les Hydrophobes pour vaincre leur repugnance.

que les efforts que la nature fait par la contraction du cœur, des vaisseaux, des muscles, tous violens qu'ils sont, ne suffisent pas pour extirper ce venin gluant, & qu'à même-temps ils diminuent successivement les forces, il faut les calmer ou les modérer par les narcotiques, les anodins, & à même-temps tranquiliser & rassurer l'esprit du malade, dont l'agitation augmente ces efforts, par tous les moyens que la morale peut inspirer.

CI. Mais il faut avouer que ces rafraichissants & calmants ne suffisent pas pour détruire la matiere morbifique, quand elle s'est fixée & concentrée dans les glandes sebacées du gozier; ils peuvent seulement arrêter l'effet de ce qu'elle a de volatil, quand elle infecte seulement le sang & le fluide nerveux; ainsi quoiqu'ils ne soient pas à négliger, il ne faut pas s'y fier entiérement.

CII. Nous avons vu que le venin de la Rage fait ses plus grands effets dans le gozier; que l'horreur de l'eau qui en provient est le symptome le plus redoutable, & la ſource de beaucoup d'autres, quand il ne ſeroit autre choſe que priver le malade de la boiſſon & de la nourriture ; ſans ce ſymptome la Rage ſeroit une fiévre maligne, ou une maladie ordinaire ; les ſaignées, les rafraichiſſans, ou pareils remedes, ſuffiroient : c'eſt donc l'infection des glandes ſebacées du gozier, par ce venin qui s'y attache ſpécifiquement, que cette maladie a de propre & de caractériſtique ; ſi l'on pouvoit donc néttoyer ces glandes de cette mucoſité ; laquelle eſt ſeule capable de multiplier, déterminer & faire agir le venin, on mettroit entiérement le mordu à l'abri de l'Hydrophobie : c'eſt ainſi qu'on guérit ou qu'on prévient le Teneſme & la Dyſurie, en empêchant la formation de certaines matieres âcres dans l'urethre & dans les boyaux.

CIII. On ne connoit pas de meilleur remede pour produire cet effet, que le vif-argent, ou ſous la forme d'une pommade appliquée à la peau, ou ſous celles du mercure doux, (o) de

(o) de la panacée, de l'étiops minéral, pris intérieurement : on sait que ces remedes réitérés quelque temps, font sortir des glandes du gosier & de la bouche, les mucosités qui y croupissent ; & comme le vif-argent agit long-temps, il est en état de les tenir bien nettes, & de les rendre par-là incapables de donner retraite au venin hydrophobique ; car enfin, quoiqu'avec le vif-argent beaucoup de lymphe soit emmenée dans ce couloir, si cette lymphe ne fait que passer rapidement, elle ne pourra y acquérir les propriétés qu'on observe à la mucosité qui doit naturellement s'y trouver, vu que cette mucosité n'acquiert son âcreté & sa consistance

(o) *Palmarius (Julius) de morbis contagiosis l. VII. Lutet.* 1578, *in-4°.* a parlé de l'usage du mercure en onguent dans la Rage. pag. 338. Ravelli, Traité de la Rage, in-12. 1696. conseille de même les préparations du mercure, comme le mercure doux, le cinnabre, à 10 ou 12 grains, avec autant d'yeux d'écrevisses, de coquilles d'huitres, le tout en bol. *Trans. Philos.*

que par le long séjour qu'elle y fait comme l'urine & la bile, qui dans les tuyaux sécrétoires sont limpides & transparentes, acquiérent dans les vessies qui les retiennent d'autant plus de couleurs & d'âcreté, qu'elles y séjournent davantage ; & ainsi que les excrémens n'acquiérent leur consistance qu'en séjournant dans les gros boyaux. Or, pour néttoyer les glandes sebacées du gosier, il n'est pas nécessaire de procurer un flux de bouche sensible, qui est sujet à bien des inconvéniens, & qu'on ne pourroit continuer aussi long-temps qu'il faut ; il sufit sur-tout, avant que la Rage se déclare, de faire couler cette mucosité à mesure qu'elle se sépare, & l'empêcher d'y croupir. Pour remplir ces différentes indications, d'abord après la morsure, on mettra le malade à l'usage du lait pour toute nourriture ; & si son estomach le rebuttoit, non-obstant les préparations qu'on pourroit faire précéder, on aura recours aux bouillons rafraîchissans, altérés avec la laitue, le pourprier, l'ozeille ; on donnera le ſoir deux verres d'émulſion, le tout précédé par le purgatif le plus doux, avec la manne, le ſel de Glamber, & quelques verres d'eaux minerales ; ayant continué ces bouillons dix ou douze jours, on ſoutiendroit mieux le lait, ou le petit-lait, les crêmes, &c. qu'on continueroit les mois entiers ; moyenant ces rafraîchiſſants on émouſſera l'âcreté du venin, au cas il vienne à ſe mêler avec le ſang ; on préviendra la fougue des fluides, que ce venin ne manqueroit pas d'allumer, & on empêchera le vif-argent, quoique donné à petite doſe & de loin-en-loin, d'exciter aucune chaleur. Dès-le lendemain que le malade aura été purgé, pour le préparer au lait ou aux bouillons, ſuppoſé que cette préparation ait paru néceſſaire, on commencera l'uſage des bains domeſtiques, qu'on réitérera ſoir & matin, ne donnant que quelques jours de relâche durant les mois entiers, ſelon la prudence du Médecin.

CV, Mais dès les premiers jours

on pansera la plaie avec le digestif ordinaire, chargé d'un tiers de pommade mercurielle ordinaire, ou telle qu'on l'emploie pour la galle & pour la vérole, & de deux en deux jours, au sortir du bain, on frottera les environs de la plaie avec demi dragme ou une dragme de cette pommade; on pourra en appliquer moins ou mettre un plus grand intervalle entre chaque friction, à mesure qu'il faudra les continuer plus long-temps; mais si l'on conjecture que la Rage doive se déclarer bientôt, il faut presser les frictions, ou en augmenter la dose, sans craindre une légére salivation.

CVI. Rien n'empêche qu'à même-temps on ne fasse prendre par la bouche de deux en deux jours demi scrupule de mercure doux, ou quinze grains d'éthio s minéral pour hâter la dépuration des glandes du gosier, observant les mêmes précautions que pour guérir les maladies vénériennes par extinction; mais pour l'une & l'autre de ces maladies la méthode des frictions paroît préférable à celle des préparations mercurielles ſeules, priſes par la bouche.

CVII. Il eſt néceſſaire de tenir la plaie ouverte, ou d'entretenir la ſuppuration au moins quarante jours, pour donner une iſſue au venin que le vif-argent peut entraîner par-là.

CVIII. Quant aux bains, on doit les préparer avec de l'eau commune, à laquelle on pourroit ajouter une poignée de ſel marin, qui par ſon acide peut détruire l'alkali du venin & en prévenir la corruption; par la même raiſon l'eau de la Mer pourroit être employée ſi l'on ſe trouvoit à portée. Du reſte, on ne doit guere la préférer, qu'autant que ces bains paroîtroient néceſſaires pour raſſurer le malade, dont il faut procurer la tranquillité par toute ſorte de moyens, & ce même motif pourroit autoriſer des pratiques auxquelles le préjugé a donné du crédit, telles que l'uſage des coquilles d'huitres en poudre ſubtiles & non calcinées, (*p*) à la doſe de quel-

(*p*) Ravely, Deſault.

ques ſcrupules dans une omelette; remede dont en chaque Pays quelqu'un fait communément un ſecret: on pourroit donner de même la poudre des pattes & des yeux d'écreviſſes(q), l'aliſſon (qq) de Galien par pincées dans un bouillon, & le *Lichen terreſtricinereus*, Raii. hiſt. pag. 110. ſi vanté par M. Hanſloane & Mead, ſans excepter quelques pincées de la poudre (r) vermifuge de Palmarius; la racine d'églantier & l'étain avec le mithridat, ſi célébré par Mayerne & Grew, mais loin de ſe fier à ces remedes, ſur-tout aux

(q) Æſchrion, Galien, Oribaſe, les vantent calcinées.

(qq) *On le donne avec beaucoup de poivre, lequel agit comme un ſalivant.*

Voyez les Tranſ. Philoſoph. 1687. n. 191. par Gourdon. *Aliſſon* Galen. Marubium foliis cuneiformibus, involucris verticillo deſtitutis. *Linn. Hort. Cleff.*

(r) Poudre de Palmarius qu'on trouve dans Deſault, Sennert, & dans pluſieurs autres Pharmacopées.

R. Folior. Ruthæ, Verbenæ, plantagin. Salviæ, Polipodii, Abſinthii, Menthæ, Melyſſophylli, Betonicæ, Hyperici, cen-

incendians, comme le poivre, le mithridat, les poudres calcinées, &c. il ne faut emploier les plus doux que pour rassurer un malade qui ne croiroit pas guérir sans cela.

CIX. Si la Rage se déclare avant qu'on y ait apporté les secours dont nous avons parlé, il faut appliquer sur le champ la pommade mercurielle, user de bains (*f*) & des émulsions; & comme le gosier est déja infecté, que l'estomach peut avoir reçu des

---

taurii min. ad partes æquales fiat pulvis. Dosis dr. S. aut. dr. 1. D'autres y ajoutent le tiers de poudre de Vipére. Le Melissophyllon trag. est le Melitis liun.

Prenez deux dragmes de Lichen cinereus terrestris, autant de Lichnis viscosa flore muscoso, autant de poivre noir, le tout en poudre, pour quatre doses. *Gourdon. Transact. Philos.* 1733.

(*f*) On a quelques exemples d'Hydrophobes guéris par les Bains. Voyez Van-Helmont pag. 278. 47. Forestus. lib. 10. obs. 27. 28. Tulpius lib. 1. obs. 20. Schench. de venen. Les Mem. de l'Acad. 1699. Ils conseillent de jeter les Hydrophobes dans l'eau froide, & de les y laisser boire & craindre de se noyer. Celse conseille de les faire passer d'un bain froid dans un bain d'huile.

glaires venimeuſes qui en coulent, après avoir fait une ou deux ſaignées copieuſes au malade, il faut le faire vomir le plus doucement que l'on peut ; car c'eſt ici une maladie inflammatoire, qui attaquera bientôt l'œſophage & l'eſtomach ; néanmoins pluſieurs expériences (*t*) ayant fait voir qu'avant que l'inflammation fût formée, le turbith minéral, ou précipité jaune, (*u*) composé avec le vif-argent, & l'acide du vitriol, vuidoit non-ſeulement par le haut & le bas, mais encore par la ſalivation ces matieres venimeuſes, & guériſſoit même des hommes & des animaux déja atteints de l'horreur de l'eau, il ne faut point ſe priver d'un ſecours, quelque violent (*x*) qu'il ſoit, d'ailleurs ſi bien indiqué. La doſe eſt depuis quatre grains juſqu'à ſix ; aux animaux on

(*t*) Tranſact. Philoſ. ann. 1731.

(*u*) Geofroy. Mat. Med. t. 1. pag. 257.

(*x*) Palmarius a vu des Payſans ſe préſerver de la Rage par des carthartico-émétiques violents.

peut le donner à 7 ou 8 grains trois jours de suite, & si c'est par précaution, le réitérer trois fois par mois.

CX. Après ce vomitif, il faut, s'il est possible, faire boire de l'eau nitrée au malade, des émulsions, &c. continuer chaque jour la friction sur la partie mordue, & le faire entrer, bongré malgré, dans le bain deux fois par jour. Il est encore bon de le rafraîchir par des lavements avec l'eau & le vinaigre, & l'ayant ainsi vexé toute la journée, le calmer le soir par un narcotique.

CXI. Il se trouve des Hydrophobes si froids (y) extérieurement, & qui ont le pouls si mauvais, qu'outre l'horreur du bain, ils y tombent en syncope : dans ce cas il faut s'en ten iraux autres remedes, & soutenir

(y) Tel étoit le fils de M. P... de cette Ville, qui avoit été mordu aux jambes par un chat enragé : c'étoit en 1746. Dans ce quartier on n'avoit ouï parler d'aucun animal enragé. Cet enfant âgé de 6 ou 7 ans, mourut sans aucune fureur ni envie de mordre.

les forces, diviser même le sang épaissi au premier degré de la maladie, par quelque sudorifique ; & dans ce cas le vinaigre scilitique, la thériaque même doivent être employées ; mais le plus souvent sur-tout au second degré, la fiévre est si véhémente & la chaleur si forte, qu'il n'est rien de mieux que de faire d'abondantes saignées, (z) & de réitérer les bains ; car autant une petite quantité d'eau est capable de ranimer un grand brasier, autant une grande quantité est nécessaire pour l'éteindre : l'eau, selon toutes les expériences modernes, absorbe rapidement ces parties de feu, connues sous le nom de matiere électrique ; elle retient par l'électrisation très-long-temps, & ce fluide venant à humecter une barre de fer, ou autre conducteur de l'électricité, intercepte dans cet endroit toute la

(z) On a quelques exemples d'Hydrophobie guérie après d'abondantes saignées. M. Poupart, Hist. de l'Acad. 1699. M. Berger vantoit sur-tout les saignées au front.

matiere électrique : c'est de-là peut-être que procéde le mauvais effet de l'humidité sur les nerfs.

Observation premiere.

CXII. Quatre hommes des environs de Bordeaux, en mil sept cent trente-un, furent mordus par le même Loup le même jour, durant le grand froid de l'Hiver : tous quatre vont à la Mer, & reviennent comme assurés de leur guérison. Quelques jours après *Dumenin*, l'un des quatre, ressent une douleur sourde à ses cicatrices ; elles deviennent dures, se relevent en broderie ; dans peu il a tous les symptomes de la Rage, ainsi que le nommé *Criq*, ils meurent enragés. *Cousiot*, le troisieme qui étoit en chemise quand le Loup le mordit au bras très-cruellement, & *Guiraud* son camarade, qui avoit quatre morsures au bras, outre plusieurs petites, ressentent alors des douleurs à leurs cicatrices. M. Desault qui les voit deux jours après la mort des deux premiers, leur trouve les symptomes avant-coureurs de la Rage; soudain il fait appliquer sur la cicatrice & sur tout le bras une dragme & demie d'onguent mercuriel; ce qu'il fait réitérer d'abord trois jours consécutifs; dès la troisiéme friction les cicatrices s'applanirent, (a) se ramollirent, la douleur se tut, le courage se rétablit; de plus il fit prendre à chacun une dragme de poudre de Palmarius, ou une dragme & demie chaque jour, durant ces trois jours; ensuite il plaça des frictions de deux en deux jours, & les malades furent parfaitement guéris. *Desault. Obs.* 2e.

Observation deuxieme.

CXIII. Un Chat vraisemblablement enragé, mord son Maître à la

(a) Le Vif argent corrige le virus hydrophobique immédiatement, comme le vénérien. Est-ce à cause de sa grande densité que les miasmes âcres & corrosifs de ces venins en sont absorbés & enveloppés? N'est-ce pas par ce méchanisme que le Vif argent change le sublimé corrosif en mercure doux, en panacé? *L'observation 9. confirme celle-ci.*

jambe : on tue le Chat, & on traite le Maître comme les deux hommes ci-dessus ; il n'eut aucun mal. *Id. Obs. 4. plus au long.*

Observation troisieme.

CXIV. Une Dame de Bordeaux fut mordue à la main par un Chien, qui avoit beaucoup de signes de Rage ; elle en eut elle-même de terribles ; elles fut traitée avec les mêmes frictions & la même poudre, après avoir été à la Mer, & pris les coques d'huitre calcinées ; & elle fut guérie. *Idem Obs. 3e. qu'on peut voir plus au long.*

Observation quatrieme.

CXV. Une meute de chiens fut mordue par un chien enragé : quelques-uns tomberent ensuite dans la Rage, avec horreur de l'eau, bave & autres signes : on donna à ceux-ci & aux autres plusieurs prises de turbith minéral, d'abord trois jours consécutifs, ensuite deux ou trois fois dans un mois ; de deux qui avoient la Rage déclarée, il en guérit un, ayant pris le turbith deux ou trois fois, le second ne l'ayant pris qu'une fois; & ceux à qui on n'en donna point du tout moururent enragés; les autres furent préservés de la Rage. On assure le même fait d'une autre meute encore. *Transact. Philos. du 3. Juin 1735.*

Observation cinquieme.

CXVI. Une fille de quatorze ans, mordue cruellement au gras de la jambe, la plaie tombant en mortification, elle prit le turbith minéral quatre fois dans un mois; elle vomit, & fut guérie.

Un enfant de dix ans fut mordu par un chien enragé, qui lui fit quatre trous à la jambe; il prit le turbith (*b*) minéral, fut pansé avec le digestif, & ses blessures n'eurent point de suites. *Trans. Philos. ibid.*

(*b*) On donnoit aux hommes six ou sept grains de turbith minéral, dose qui étant partagée ne les faisoit pas saliver, mais pris à la fois sept grains, faisoient baver copieusement les chiens Cette dose, quoique convenable en Angleterre, & celle même que

Observation sixieme.

CXVII. A Tamwort un jeune homme âgé de dix-huit ans, fut mordu au bras par un chien, dans un lieu où beaucoup d'autres chiens moururent enragés; six jours après il devint mélancolique, fut abbattu, eut des tremblements, des insomnies; il sua beaucoup par l'usage du turbith minéral réiteré trois jours de suite à la dose de quatre grains, avec la thériaque & autres drogues sudorifiques; il fut aussi du ventre: par ce remede la plaie se cicatrisa, & il guérit.

Observation septieme.

CXVIII. Au mois de Mai mil sept cent quarante-quatre, M. Bertrand, Médecin, à Marseille préserva de la Rage cinq personnes,

---

nous avons dite ci-devant (CIX) quoique prise des Auteurs les plus sages, est trop haute; celle que M. Bertrand a donnée d'un grain à deux est suffisante, sur-tout en Provence.

par les frictions mercurielles: c'étoient trois hommes qui avoient été mordus à la main & au bras, & deux femmes qui l'avoient été à l'épaule en même-temps qu'un cheval que le même chien avoit mordu, & qui mourut enragé: pendant l'espace de trois jours ces cinq personnes furent prendre neuf bains à la Mer, & les ayant finis, M. Bertrand ne trouvant pas que la saignée fût indiquée, fit prendre à chaque homme deux grains de turbith minéral, & un grain à chaque femme; tous furent vuidés copieusement par le haut & le bas: il les mit ensuite à l'usage de la poudre de Palmarius, & de deux jours l'un il fit frictionner avec une dragme d'onguent mercuriel, les hommes à la main & à l'avant-bras, & les femmes tant au bras qu'à l'épaule, durant près d'un mois: il fit rouvrir les plaies, & les laissa suppurer le plus long-temps qu'il lui fut possible, moyennant quoi tous ont joui jusqu'à présent d'une bonne santé.

Observation huitieme.

CXIX. L'Editeur d'un Livre tout nouveau, au mois de Mai mil sept cent quarante-sept, (c) traita un Ecolier à qui un chien enragé avoit fait deux plaies à la main, selon la méthode de M. Desault, par les frictions mercurielles & la poudre de Palmarius, durant vingt jours: il assure que cet Ecolier n'eut aucun ressentiment, & se portoit bien encore quatre mois après. Il cite des guérisons opérées en 1741. par le turbith minéral, rapportées dans une Dissertation de M. James, & d'autres pareilles tirées des Transactions Philosophiques de 1744.

Observations sur des Hydrophobes guéris par le Mercure tirées du Livre de M. James, Dict. de Med. T. 4.

CXX. En mil sept cent trente-quatre un enfant de dix ans eut la jambe percée en quatre endroits par

(c) Tract. de morb. capit Domini de Lazermes.

un chien enragé. On lui donna le turbith minéral & du camphre à basse dose : il se porte bien. Le chien mourut enragé au bout de dix jours.

Un gros chien avoit été mordu par un autre chien enragé ; la Rage le prit le Lundy : on lui donna le même jour le turbith dans du beurre ; le Mardy & le Mercredi on réitéra ; le Vendredi il fut à la chasse.

Un chien enragé mordit en plusieurs endroits l'Epagneule de l'Auteur ; elle fut pansée avec l'onguent mercuriel ; elle prit quinze jours de suite le turbith à petite dose, en qualité d'alterant : tous les jours on la baigna dans l'eau froide, & elle fut exempte de Rage. D'autres chiens mordus en même-temps par le premier, furent traités avec la décoction de quatre onces de limaille fine d'étain avec l'ail, la thériaque & la rhue ; mais ils devinrent enragés dans la quinzaine, & périrent.

Un chien Irlandois, de race de loup, se jeta sur la jeune fille de ſon maître, la chiffona, l'égratigna peut-être, lui mit la tête dans ſa gueule pluſieurs fois; on donna à cet enfant le turbith minéral avec le camphre; ce qui lui fit des effets ſi furieux, qu'on l'abandonna, pour avoir recours à l'onguent mercuriel & aux pillules de Ruffus, de même qu'aux bains; moyennant quoi l'enfant n'eut aucun mal.

Un enfant de 14 ans avoit été mordu dix jours auparavant par un chien enragé: ſes bleſſures étoient très-livides: il prit du turbith à grande doſe, & ſe porta bien. Un autre mordu par le même chien, n'ayant pas uſé de ce remede, mourut enragé au bout de quelques jours.

On a apporté de Tunquin une Poudre rouge, dont les Chinois font grand cas dans l'Hydrophobie; elle eſt composée de 24. grains de cinnabre naturel autant de l'artificiel, & 16 de muſc, à prendre deux fois en un mois d'intervale. M. Wrench & beaucoup d'autres en Angleterre, en ont fait des expériences qui ont réussi : on le donne avec un verre d'eau-de-vie, de ris, ou autre. C'est au mercure, qui entre pour les trois quarts dans la composition du cinnabre, qu'il faut attribuer principalement la vertu de ce Remede Chinois. Ces observations réitérées en Angleterre, & dont M. James assure avoir un bien plus grand nombre, confirmée en diverses Villes de France, appuyées sur celles de la Chine, ne nous permettent pas de douter qu'on n'ait dans le vif-argent un aussi grand remede contre la Rage que contre la Vérole, la Galle & autres venins animaux qui se communiquent par le contact immédiat des liqueurs infectées.

CXXI. A Alais, vers la mi-Septembre mil sept cent quarante-un, le Clerc de l'Abbaye, âgé de 18. ans, fut mordu à la jambe par une chienne de la maison; la plaie fut bientôt cicatrisée, & il n'en fit aucun cas. Il sentit vers le 10 ou 12 d'Octobre des feux & des douleurs à cette jambe, ce qu'il attribua au froid

& à l'humidité qu'il avoit endurée quelque-temps auparavant : dès le 20 du même mois il se sentit chaque nuit des frissons suivis de chaleur & de sueur : le 26 on s'apperçut qu'il avoit la voix rude, & qu'il ne pouvoit se résoudre à rincer les verres, disant pourtant qu'il n'avoit point de mal ; il avoit même beaucoup mangé à déjeûné, & avoit bu du vin pur. Le 27 il ne put se lever du lit ; on lui trouva de la fievre ; on le seigna : quand il fut question de prendre un bouillon, il ne peut l'avaler qu'après beaucoup de peine & des contorsions, qui surprirent tout le monde. A dix heures du matin il suoit à grosses gouttes, rendoit à tout moment une salive blanche & écumeuse en petite quantité ; ayant tiré son bras du lit dans le temps qu'on lui tâtoit le pouls, il frissonna pendant tout le temps qu'il fût découvert : jamais on n'avoit trouvé une fievre plus forte, ni une chaleur plus âcre, que cette grande sueur auroit dû tempérer : ayant regardé dans la bouche, on n'y vit rien: & le malade interrogé s'il avoit du mal à la gorge, dit que non. A quatre heures du soir, quoiqu'il eut été ressaigné & pris un lavement humectant, les mêmes symptomes se soutenoient, & de plus il étoit dans une inquiétude affreuse: quatre personnes étoient sans cesse occupées à l'empêcher de s'échapper. Il prioit les assistans de détourner leur souffle, de ne par laisser entrer le moindre air dans la chambre, en étant, disoit-il, beaucoup incommodé. Vers les huit heures du soir la fievre, les sueurs & les agitations étoient extrêmes; il menaçoit tout le monde de mordre, crachottant sans cesse vers le visage de ceux qui le retenoient, ne respectant que son pere. Il avoit pourtant toute sa raison; il prioit Dieu continuellement: quelques heures auparavant il avoit reçu tous ses Sacrements; & ayant mordu, mais sans blessure, le doigt du Prêtre qui lui administroit l'Extrême-Onction, il lui en avoit fait d'abord des excuses. Ce jour-même il prit, mais avec des peines horribles, du bouillon. A l'égard de l'eau quoiqu'il fût altéré, & qu'il souhaitât de boire, il ne pouvoit en soutenir la vue. Enfin vers le milieu de la nuit il tomba dans les convulsions & mourut.

La nuit du 17 Décembre suivant, Madame l'Abbesse s'aperçut qu'une petite chienne qu'elle aimoit beaucoup, & qu'elle faisoit coucher à ses pieds dans son lit, étoit dans de grandes agitations, & que de temps-en-temps elle lui grattoit la plante des pieds avec les dents: le matin elle trouva cette chienne triste & baignée de sueur; l'ayant voulu caresser, elle en fut mordue au doigt indicateur de chaque main; 8 ou 10 autres personnes en furent mordues dans le cours de la journée, mais toutes en des parties vêtues, & il n'y eut que les blessures de Madame l'Abbesse qui seignerent. Enfin cette chienne donna tant de marques de Rage, qu'on fût obligé de la tuer. On s'étoit aperçu que depuis huit jours ce petit animal étoit triſte & de ſi mauvaiſe humeur, qu'il battoit tous les chiens, grands & petits, qui entroient dans l'Abbaye, & qu'il ne mangeoit preſque point. Madame l'Abbeſſe ſe détermina à partir deux jours après pour la Mer: quand elle partit, ſes plaies étoient cicatriſées; mais il y reſtoit une douleur ſourde, qui s'étendoit juſqu'au milieu du bras, avec quelque bouffée de chaleur: cette douleur & ces feux ſe faiſoient ſentir de même à la plante des pieds & aux jambes; la plante des pieds ſur-tout étoit toujours en feu: au ſecond bain qu'elle prit dans la Mer, ayant fait frotter avec du ſable les parties affectées, la plaie de la main droite ſe rouvrit, ſaigna beaucoup; ce qui fit diſparoître les douleurs & les feux qu'elle y ſentoit. Celles des autres parties diſparurent auſſi; mais n'étant qu'aſſoupies dans la main gauche, quelques jours après elles ſe renouvellerent & s'accrurent conſidérablement. M. Gibert, Médecin d'un rare mérite, & qui joint une

une grande ſagacité à une expérience conſommée, fit de profondes réflexions ſur ces ſymptomes, qui ſelon beaucoup d'obſervations qu'il en avoit, étoient les avant-coureurs trop certains de l'Hydrophobie, il jugea que ce funeſte venin devoit être figé & arrêté dans la plaie, & qu'il ne ſe développoit & ne paſſoit dans le ſang que vers le quarantieme jour, qu'ainſi il n'étoit pas impoſſible de le détruire avant qu'il ſe fût répandu. Pour cet effet il fit appliquer la pierre à cautere ſur les cicatrices; l'eſcarre faite fut enlevée peu de temps après, & l'on fit tout-autour avec une lancette des ſcarifications qu'on fit beaucoup ſaigner; & jugeant que le vif-argent pourroit bien détruire un virus qui, comme le vénérien, attaque la ſalive, il ſe détermina à charger le digeſtif de beaucoup d'onguent mercuriel, avec quoi il fit panſer tout de ſuite ces plaies. Le ſuccès ſurpaſſa ſon attente, car le jour même les douleurs & les feux ſe calmerent, & deux ou trois jours après, en continuant ces pansements, tous ces symptomes disparurent entiérement; après quoi, pour ne rien négliger, il ne laissa pas de faire prendre soir & matin, durant douze jours, demi-dragme de coquilles d'huitre calcinées & mises en poudre fine, & d'ordonner le petit-lait & des tisannes rafraîchissantes. Enfin le quarantieme jour arriva sans accident, & Madame l'Abbesse a jusqu'à ce jour joui d'une santé parfaite.

Il suit de ce què nous avons dit, que le venin de la Rage a de l'affinité avec tous les venins animaux; (XLI) mais il en a plus avec le vérolique qu'avec les autres. 1°. Le vérolique & l'hydrophobique restent quelquefois cachés dans le cops pendant les années entieres. 2°. Le vérolique se prend par les liqueurs séminales & par la salive, & ayant couvé long-temps dans le corps, il infecte de nouveau les liqueurs séminales & la mucosité du gosier, du Palais: l'hydrophobique développé dans le corps, porte beaucoup sur la mucosité du gosier, & ne laisse pas d'attaquer les liqueurs séminales; au moins les symptomes peuvent le faire soupçonner. 3°. Le vérolique est tout fixé, n'incendie point le sang; mais en revanche il infecte toutes les humeurs lymphatiques: l'hydrophobique, par sa partie volatile, agit sur le sang, & par là fixé, il se reproduit dans la mucosité du gosier; tous deux produisent des douleurs rhumatismales: le vérolique, quand il est invétéré, l'hydrophobique quand il est récent, tous deux sont un peu coagulants & un peu corrosifs. 4°. Les bains réitérés font souvent disparoître tous les symptomes extérieurs de la Vérole; ils ont aussi quelquefois calmé ceux de la Rage. Le venin de la Vérole s'insinue le long de l'urethre, jusqu'aux vésicules seminales; & s'y fixe souvent, sans passer plus avant, durant plusieurs mois que dure une gonorrhée: celui de la Rage ne sort pas de la plaie avant environ quarante jours, nonobstant la suppuration. 5°. Enfin l'un & l'autre est entiérement détruit par le vif-argent ; & après bien de recherches, j'ignore que ce remede ait encore manqué, étant même appliqué quand la Rage étoit déclarée : ce qui vérifie heureusement la prédiction du grand Boerhaave à ce sujet.

Nec desperandum de inveniendo tam singularis veneni singulari antidoto. Aphor. 1146.

Fin de la Dissertation sur la Rage.

DISSERTATION

OÙ L'ON RECHERCHE

COMMENT L'AIR,

SUIVANT SES DIFFÉRENTES QUALITÉS,

AGIT

SUR LE CORPS HUMAIN.

QUI a remporté le Prix au jugement de l'Académie Royale des Belles-Lettres, Sciences & Arts.

Pra M. BOISSIER DE SAUVAGES, *Conseiller du Roi, Professeur en Médecine de la Faculté de Montpellier, & Académicien des Sociétés Royales de Montpellier, d'Upsal, Stockholm & Londres.*

DISSERTATION

OÙ L'ON RECHERCHE

COMMENT L'AIR

SUIVANT SES DIFFÉRENTES QUALITÉS.

AGIT

SUR LE CORPS HUMAIN.

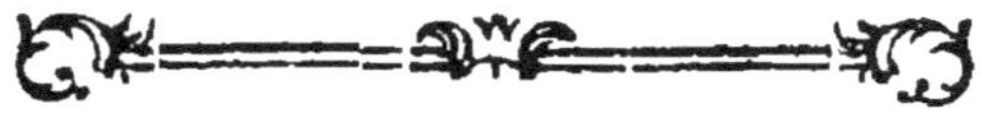

1. L'Air est ce fluide transparent & ſubtil que nous reſpirons, dont nous ſommes environnés, & qui ſe rend ſenſible ſous le nom de *Vent* & de *Son*, quand il eſt en mouvement.

2. Cette Sphere immenſe d'Air, dont la Terre eſt le noyau, s'ap-

pelle l'*Atmosphere*: l'Homme, ainsi que les autres Corps terrestres, se trouve plongé dans ce fluide. Les interstices de tous les corps en sont remplis; cet Air s'insinue dans nos corps par toutes les ouvertures qui lui sont présentées: il ne peut donc manquer d'agir sur nous au dehors & au-dedans, & d'y produire des changements ou avantageux ou nuisibles, selon les bonnes ou les mauvaises qualités qu'il a.

3. Les différentes modifications de l'Air forment ce qu'on appelle ses *qualités*, & on doit mettre sur son compte, non-seulement les qualités qui lui sont essentielles, ou qui dépendent des parties qui lui sont propres, mais encore celles qu'il emprunte des fluides avec lesquels il se trouve mêlé, quoique ces fluides lui soient en quelque sorte étrangers.

4. Les qualités de l'Air sont actives ou passives, selon notre façon de les considérer comme le principe ou comme l'instrument des effets que nous lui attribuons. Les premiers s'appellent des *Vertus* ou facultés,

telles que l'Elasticité, la Gravité, l'Adhésion, l'Electricité, la Force mouvante, &c. Les secondes s'appellent des *Propriétés*, telles que la Divisibilité, la Compressibilité, l'Inertie, la Fluidité, &c.

5. Les effets sont toujours relatifs, & au principe d'où ils dépendent, & à la disposition du sujet sur lequel ils sont opérés: Comme le Corps humain est composé de différentes parties solides & fluides, & que celles-ci different encore dans les divers tempéraments, le même Air produira sur nos Corps des effets différents, & il faudra avoir égard à notre état pour découvrir comment les différentes sortes d'Airs peuvent nous affecter diversement.

6. Nous considérerons en premier lieu, comment l'Air en masse, ou sans avoir égard aux molécules qui le composent, agit sur nous par sa totalité; & dans la seconde Partie nous examinerons les changements que peuvent faire sur nous les molécules qui entrent dans sa composition.

PREMIERE PARTIE.

Action de l'Air en masse sur le Corps Humain.

7. L'AIR en masse peut agir sur nous de deux façons seulement, ou par pression, ou par impulsion.

§. I.

De la Pression de l'Air sur nous.

8. L'AIR peut être considéré, ou *libre*, tel que celui de l'Atmosphere, qui a la faculté de se répandre dans des espaces illimités; ou bien *renfermé* dans des espaces étroits, tel que celui qui se trouve dans certaines cavités de notre corps, dans des cabinets bouchés.

9. L'un & l'autre de ces Airs a du ressort & de la pesanteur ; mais non pas toujours également. Celui

qui est libre a d'autant plus de ressorts qu'il est plus pressé par sa propre pesanteur, laquelle est proportionnée à la hauteur de l'Atmosphere. Celui qui se trouve enfermé est par-là à l'abri de cette pression, & son élasticité diminue ou augmente proportionnellement à la force de compression qu'il peut recevoir d'ailleurs, comme d'une machine de condensation, ou de la chaleur seche qui lui est appliquée.

10. La pression de l'Atmosphere sur un corps est proportionnée à la hauteur de la partie de cette Atmosphere qui répond à ce corps, & à sa densité d'une part, de l'autre à la surface de ce corps, ou est en raison composée de ces trois raisons.

11. L'air étant un fluide pesant, & les fluides pesants selon leur densité, & pressants selon leur hauteur verticale sur des surfaces données, il est évident que plus la hauteur de l'Atmosphere, qui répond à notre zenith est grande, plus nous sommes exposés à sa pression; & plus cet Air aura de densité, ou de quanti-

té de matiere, plus il pesera ; mais si la densité diminue dans le même rapport que la hauteur augmente, comme il arrive quand l'Air est raréfié, & qu'il peut se répandre à droite & à gauche dans des espaces illimités, alors son action sur une surface donnée restera la même.

12. La pression des fluides est, comme on sait, égale en tout sens ; c'est-à-dire, qu'à même profondeur les corps qui y sont plongés sont autant pressés en haut qu'en bas & qu'à côté : cette action est toujours dirigée selon la perpendiculaire tirée sur la surface pressée (*d*), & la somme des pressions est proportionnée aux surfaces qui les éprouvent.

13. La hauteur de l'Atmosphere sur nous varie selon les lieux, & selon les saisons, ou les vents : plus les lieux où nous sommes sont élevés, moindre est la hauteur de la colonne qui pese sur eux ; & à même distance du centre de la terre, plus

(*d*) Herman Phoronomia.

le vent éleve l'Atmoſphere, ſans en diminuer la denſité, plus grande eſt la preſſion qu'elle exerce.

14. La denſité de l'Atmoſphere peut augmenter par les parcelles d'eau qu'elle tient diſperſées, & dont elle eſt chargée de même que par la compreſſion qu'elle ſouffre par des vents oppoſés. La preſſion de l'Atmoſphere ſur une ſurface dont la poſition eſt fixe, qui eſt le niveau de la mer, quand la hauteur & la denſité de cette Atmoſphere ſont dans un état moyen, peut être priſe pour le terme fixe, au-deſſus duquel la preſſion augmente, au-deſſous duquel elle diminue. Toute preſſion de l'Atmoſphere ſur une ſurface donnée, eſt préciſément égale au poids d'une Colonne de Vif-argent, qui auroit même ſurface pour baſe & pour hauteur, celle à laquelle cette preſſion de l'Atmoſphere la ſoutient dans un Barometre.

15. La preſſion moyenne de l'Atmoſphere eſt relative à la hauteur de 27. pouces 7. lignes de Vif-argent dans le Barometre, nous l'eſti-

merons 28. pouces pour éviter les fractions : le pouce d'Angleterre étant à celui de France comme 135. à 144 ; la hauteur moyenne du Vif-argent en Angleterre sera à celle de France réciproquement comme 144. à 135.

16. La hauteur absolue de l'Atmosphere ne peut se déterminer au juste, parce que la rareté de ce fluide va toujours en augmentant par degrés à mesure que l'on s'éloigne de la Terre, & ce fluide occupe d'autant plus d'espace, qu'il est moins pressé ; ainsi les couches supérieures n'étant point pressées doivent occuper des espaces immenses. Cependant comme on n'a jamais vu des Météores dans l'Air au-dessus d'environ 20. lieues ou soixante mille Toises, on peut fixer cette hauteur pour celle de l'Atmosphere.

17. La hauteur de cette Atmosphere sur les pieds de l'Homme comparée à la hauteur prise seulement sur sa tête, n'est pas plus grande que d'une 60000e. partie qu'on peut négliger, en supposant qu'un Homme

debout n'eſt pas moins éloigné du ſommet de l'Atmoſphere qu'un Homme couché, & dans ce cas, la preſſion que ſa ſurface éprouve, eſt par tout la même.

18. La ſurface de la peau d'un Homme de taille moyenne eſt d'environ quinze pieds. La peau de l'Homme ſoutient donc communément un poids égal à celui d'un ſolide de Vif-argent qui auroit cette ſurface pour baſe, & pour hauteur celle de 28. pouces.

19. La gravité ſpécifique du Vif-argent bien pur, eſt à celle de l'eau commune, comme 14. 11. à 1. 00. ſelon Mr. Muſchembroeck, & en France on eſtime que le poids abſolu d'un pied cubique d'eau eſt de 70. liv. poids de marc, quoique Mr. de la Hire ne l'ait trouvé que de 68. liv. 12. onces, nous prendrons que le pied cubique de Vif-argent peſe 980. livres.

20. Il s'enſuit de ce que nous venons d'établir, que la preſſion moyenne de l'Atmoſphere ſur le de-

hors du Corps Humain eſt eſt égale à 34300. liv.

21. Au niveau de la mer, la hauteur du Vif-argent dans le Barometre varie ſelon les Vents & les Saiſons d'environ 3. pouces, ſelon M. Halley; la preſſion eſt donc ſur le Corps Humain de 612. 5. liv. plus grande ou plus petite que celle que nous venons de marquer, & la plus grande preſſion excede d'environ un 10e. c'eſt-à-dire, d'environ 3430. liv. la plus petite.

22. Les ſurfaces des Corps ſemblables, comme on peut ſans grande erreur ſuppoſer celles des Hommes de différent âge, ſont entr'elles comme le quarré d'une de leurs dimenſions correſpondantes, tandis que leurs ſolidités ſont comme leurs cubes; un Enfant de deux ans n'a gueres que le tiers de la hauteur d'un Homme fait, ainſi leurs ſurfaces ſont entr'elles, comme 4. à 9. & leurs ſolidités, comme 1. à 27. la preſſion abſolue que ſoutiendra l'Enfant, ſera donc de 3810. liv. ou environ, mais comme les ſur-

faces des Corps ſemblables reſpectivement à leurs ſolidités, ſont réciproquement comme leurs dimenſions homologues, l'Enfant, eu égard à ſa maſſe, ſoutient un poids trois fois plus grand de la part de l'Atmoſphere, que ne fait l'Adulte, eu égard à la ſienne.

23. La plus grande élévation des Montagnes à laquelle les Hommes ſoient montés, eſt, ſi je ne me trompe, celle du *Chimboraço* des Cordelieres du Pérou. Elle a 3217. toiſes au-deſſus du niveau de la mer, ſelon les meſures de Mrs. de l'Académie Royale qui y furent. Cette Montagne eſt élevée de 1154. toiſes de plus que le Pic de Téneriffe qu'on regardoit auparavant comme la plus haute du monde : le Vif-argent ſe ſoutenoit à cette hauteur à environ quinze pouces dans le Barometre. La hauteur du Canigou qui eſt la plus élevée des Pyrénées eſt de 1454. toiſes, le Vif-argent s'y ſoutient à 21. pouces, ſuivant l'obſervation de Mr. de Plantade.

24. La plus grande profondeur où je pense que l'homme soit descendu, & ait subsisté, est d'environ 300. pieds (e) au-dessous du niveau de la mer; car, suivant Mr. Triewal, (f) les plongeurs ne vont gueres plus bas: or, selon la régle donnée par Mr. Bouguer (g) à cette profondeur, si ce n'étoit la pression de l'eau, le Vif-argent ne s'éléveroit gueres qu'à 28. pouces & quelques lignes dans le Barometre: mais, vu le poids de 300. pieds d'eau, ce qui équivaut à environ neuf Atmospheres, la pression y est neuf fois plus grande qu'au niveau de la mer, & vingt fois plus grande ou environ que sur le sommet du Chimboraço; c'est-à-dire, que l'homme y est pressé par 343000. livres, ne l'étant sur le Chimboraço que d'environ 17000. livres.

(e) 32. Pieds d'eau répondent à environ 28. pouces de Vif-argent.

(f) Transactions philosophiques, n. 444.

(g) Figure de la Terre par Mr. Bouguer.

25. L'Homme peut donc vivre dans un Air qui le presse tantôt comme 20. tantôt comme 1. & quelque grande que soit la force qui le comprime en dehors, il peut faire ses fonctions; on verra même que plus il est chargé par lAtmosphere, plus il a de force pour agir, pour élever des fardeaux. Il ne faut pas craindre que cette énorme pression qu'éprouve un Plongeur au fond de la mer l'écrase, elle se trouve contrebalancée. Un pouce cube de chêne contient dans ses pores un Air élastique qui est capable par son explosion d'élever un poids de 19860. livres; une Pomme contient aussi un Air condensé comme par la force de 18. Atmospheres. La poudre à canon n'est pas capable de faire de plus grands efforts que ce fluide; elle n'est pourtant ni dure ni tendre, & n'éclate pas, parce que cet Air est comme bridé par une force égale, qui est celle de la cohésion.

26. L'Homme est sujet à deux sortes de resserrements & d'expan-

sions; l'une physique, & l'autre méchanique: si c'est le froid qui le resserre, cette action est physique & s'appelle *condensation*; si le chaud le dilate, c'est par *raréfaction*: mais quand il est réduit à un moindre volume par une pression évidente comme par un poids, un ressort, c'est une *constriction* méchanique; s'il acquiert plus de volume par une pression intérieure, ou par une impulsion semblable des fluides qu'il contient, c'est une *dilatation*. (Wolf Aréometr. Tom. 2.)

27. Le resserrement méchanique du Corps Humain est l'effet immédiat de la pression de l'Air; la force du sang que le cœur pousse vers la circonférence, & de l'Air qui est contenu dans ses cavités produit sa dilatation quand la pression extérieure diminue.

28. Ce resserrement est en raison de l'excès de la force qui presse du dehors au dedans sur la résistance des Corps solides ou fluides, qui poussent en sens contraire.

29. Il est démontré par M. New-

ton (*h*) qu'un Corps homogene plongé dans un fluide en eſt preſſé de tous côtés également à égale profondeur & que cette preſſion n'eſt pas capable, ni de le tirer de ſa place, ni d'en changer la figure.

30. Le Corps Humain n'eſt pas homogene dans toutes ſes parties; il s'y trouve des cavités remplies d'un fluide plus compreſſible qu'ailleurs; telle eſt la poitrine, tel eſt le bas-ventre: quant aux autres parties elles ſont à peu près capables de réſiſter également: ainſi la preſſion de l'Atmoſphere devenant inégale ne leur fera pas changer de figure: mais il n'en eſt pas de même du bas-ventre; comme le devant réſiſte moins que le derriere, qui eſt immédiatement affermi par la colonne des vertebres, une preſſion plus grande que n'eſt la réſiſtance des fluides, contenus dans ſa cavité, l'applattira davantage; ce qui ne peut que lui faire changer de figure.

(*h*) Princip. Mathem. Lib. 2. Prop. 19.

31. Si la pression & la résistance sont uniformes de tous côtés, le Corps pressé ne change point de figure, & dans ce cas les hommes ne sentent aucune douleur, parce qu'il n'y a aucun déplacement des parties; tout au plus le Corps entier se trouve resserré ou réduit à un moindre volume: cependant cette constriction n'a presque pas lieu dans le parties qui n'ont point de grandes cavités, & qui ne contiennent que des chairs & du sang, ou elle n'a lieu qu'autant que le sang se retire dans les vaisseaux des grandes cavités, où il est exposé à une moindre pression comme dans la tête & la poitrine, parce que les chairs & le sang ne se peuvent réduire en un moindre volume par aucune pression méchanique; il n'y a que le froid qui puisse les condenser. Quant aux parties qui contiennent de l'air en masse, comme le bas-ventre & la poitrine; comme cet Air est compressible & se réduit en un volume d'autant plus petit qu'il est plus fortement comprimé, elles peuvent non-

ſeulement être réduites en un moindre volume ſans déplacement de leurs liqueurs, mais même changer de figure, ou être applaties ; telle eſt la membrane du tympan : ainſi les Plongeurs qui deſcendent un peu rapidement dans la mer ſentent d'abord une douleur dans l'oreille, ſemblable à celle qu'un tuyau de pipe, diſent-ils, enfoncé avec force leur cauſeroit, douleur qui ſe diſſipe quand il en ſort une bouffée d'Air ; parce que l'air condenſé s'inſinuant à la place de l'ancien, remet la membrane dans ſa ſituation naturelle ; cet Air extérieur ayant tiraillé de dehors en dedans cette membrane, la détache en partie de la rainure oſſeuſe à laquelle elle eſt adhérante, comme elle ſe détache dans ceux qui pouſſent avec effort de la fumée par les trompes d'Euſtache dans le tympan, & la font ſortir par l'oreille.

32. La douleur eſt proportionnée au danger que les fibres nerveuſes courent d'être rompues par le tiraillement. Notre peau peut s'alonger

d'un 25e. ou environ presque sans effort & sans douleur, elle prête trop jusques-là pour être rompue par ce tiraillement ; mais passé ce terme le tiraillement entraîne la rupture des fibres les plus tendres, qui sont les nerveuses, & de-là vient la douleur. Or plus ce tiraillement est grand & subit, plus surement il rompt les fibres. S'il est extrêmement lent, ou si le temps employé à le faire est en raison réciproque de son étendue, comme dans un assez long temps, le suc nourricier trouve à se placer dans les interstices qui laissent les fibrilles séparées, & à réparer les contacts & les liaisons qui manquent entr'elles, il n'y a aucun danger de ruption, ni par conséquent aucune douleur.

33. On sait par la Théorie du ressort, que les mêmes forces appliquées à des fibres d'inégale longueur primitive, leur causent de nouveaux alongements, qui sont en raison des longueurs qu'elles avoient. Si donc des fibres, qui avoient naturellement moins de longueur

gueur que les autres, ſont alongées de la même quantité abſolue que ces autres, celles qui ſeront originairement les plus courtes, prêteront moins & ſeront plutôt rompues ſi elles ont même épaiſſeur, ou au moins plutôt tendues & partant douloureuſes. Et de-là on voit la raiſon pourquoi les Plongeurs ne ſouffrent de cette preſſion inégale à laquelle le bas-ventre eſt expoſé, auſſi bien que le dedans de l'oreille, ne ſouffrent, dis-je, qu'en cette derniere partie. Les fibres des téguments du bas-ventre, ſont naturellement plus longues & plus extenſibles que celles de la membrane du tympan, & les corps qui prêtent le plus, ſe rompent plus difficilement.

34. Là où il n'y a point de changement de figure, il n'y a point de douleur; car pour tirailler les fibres nerveuſes, il faut enfoncer, ou pincer, ou diviſer les fibres; ce qui ne peut ſe faire qu'en changeant leur figure & leur ſituation: mais la preſſion des fluides eſt uniforme, elle eſt perpendiculaire aux

surfaces pressées, elle ne peut donc point en changer la figure quand l'intérieur de ces corps résiste également. C'est ainsi que nous voyons une bulle d'air monter du fond de l'eau, s'agrandir à mesure qu'elle monte, mais conserver toujours sous l'eau sa figure & ne changer que de volume.

35. Jusques ici nous avons considéré la pression que l'Air extérieur exerce sur notre peau; l'Air qui est au-dedans de nous, presse aussi de son côté: il est de deux sortes, ou en masse, comme celui du poumon, du dedans de la poitrine, du tympan, du ventricule, des boyaux, du bas-ventre, &c. ou bien, il est intimément mêlé avec nos liqueurs, avec nos parties solides. Nous parlerons ailleurs de l'action de celui-ci ou des molécules qui les composent, suivant l'ordre que nous nous sommes proposé de suivre. Suivons l'action de l'Air en masse.

36. L'Air renfermé dans notre corps & en masse, est de deux sortes; ou bien il communique li-

brement avec l'extérieur, ou bien les avenues & les issues en sont étroites, & il ne peut communiquer que peu à peu, & avec le temps, avec cet Air du dehors. Le premier est exposé à toute la pression de l'Athmosphere, & il a une densité plus approchante de l'Air extérieur qui le rafraîchit sans cesse. Le dernier est plus à l'abri de cette pression extérieure; mais aussi il est exposé à une plus grande chaleur.

37. La chaleur seche raréfie l'Air de plus en plus à mesure qu'elle est plus forte, & si cet Air est libre & peut se répandre dans l'Athmosphere, il perd d'autant plus de son ressort qu'il est plus raréfié; mais si cet Air est renfermé, la chaleur en augmente le ressort. On a observé que la chaleur seche au degré qui fait bouillir l'eau (qui, au Thermometre de Mr. de Reaumur, doit être estimée environ de 90. degrés & non de 80. seulement) augmente le ressort de l'Air renfermé d'un tiers; ainsi la chaleur du dedans du Corps Humain, qui n'est

gueres qu'un tiers de celle de l'eau bouillante, l'augmentera au plus d'un neuvieme, ou, selon l'expérience de Mr. Hales, d'un huitieme.

38. Il est vrai que la chaleur humide ou appliquée à de l'eau, quand le degré en est extrême, raréfie l'Air beaucoup plus; mais c'est qu'il se fait un changement de cette eau en une vapeur bien différente de l'Air, laquelle peut dans l'instant occuper un espace 14. mille fois plus ample, & perdre sur le champ tout son ressort & son volume par l'extinction de cette chaleur. L'Air bien différent de cette vapeur conserve son élasticité & son volume à très-peu de chose près. Voyez la Théorie des Moulins à feu par Mr. Paine (*i*) Mr. Belidor & Mr. Desagulliers. Nous verrons ailleurs ce que l'Air du dedans de nos corps peut perdre de son ressort par le petit degré de chaleur humide qui s'y trouve.

(*i*) *Philosoph. Transact. n.* 461. Belidor. Archit. hydrauliq. Tom. 2. Desagulliers, *Physiq. exper. Tom.* 2.

39. L'Air renfermé se dilate par la chaleur seche, proportionnellement au degré de chaleur & à sa densité primitive ; or l'élasticité qu'il acquiert est proportionnée à l'effet qu'il fait pour se dilater ; c'est ainsi que nous voyons une vessie, qui contient peu d'Air, s'enfler, devenir extrêmement tendue si on l'approche du feu.

40. Si l'Air renfermé a quelque petite issue pour s'échapper au dehors, le même degré de chaleur ne peut en augmenter l'élasticité que proportionnellement à la densité qui reste à cet Air, laquelle diminue à mesure qu'il s'en échappe davantage : celui qui reste en devenant plus raréfié d'autant, & par conséquent plus foible.

41. On conçoit donc facilement que l'Air, soit totalement, soit en partie renfermé dans les parties de notre corps, peut gagner en élasticité ce qu'il perd de force par sa rareté, & l'un compensant l'autre, avoir une force égale à celle de l'Air extérieur, & par-là en équili-

brer la pression ; de-là vient que les parties même les plus souples, comme le bas-ventre, la poitrine, ne sont pas blessées, même au fond de la mer, étant contretenues intérieurement par le ressort de l'Air, autant que les bras & les jambes le sont par les chairs, & les liqueurs incompressibles qu'elles contiennent.

42. Mais si la pression de l'Air extérieur devient inégale, c'est-à-dire, si elle ne peut porter également sur toutes les parties, comme quand on met la main au trou d'une Machine Pneumatique, l'Air pressant seulement en dessus & le dessous de la main répondant à un espace vuide, alors les parties solides sont déplacées & tiraillées, comme il arrive aux chairs sous les ventouses. Et quoique la pression extérieure soit égale, si les parties contenues n'ont pas une force pareille à cette pression, il se fait aussi des tiraillements & des douleurs ; l'équilibre ne subsistant plus de quelque façon qu'il soit détruit. C'est ainsi

que l'Air intérieur venant à se dilater dans la cavité de la Poitrine, le malade a cette espece d'Asthme que les Anciens ont appellé *Pneumatie.* Si l'Air contenu dans les boyaux se raréfie, il forme des coliques venteuses, des *Tympanites*, &c. Si l'Air du tympan souffre une pareille raréfaction, il sortira avec une sorte de sifflement qui forme le *Tintouin* d'oreille.

43. Quand la pression de l'Athmosphere varie, si ce changement se fait peu à peu & par degrés, & qu'il ne change gueres que d'un 25e. la longueur de nos fibres, il ne peut causer de douleur, d'autant moins que dans cet intervalle de temps, l'Air intérieur renouvellé, a tout le loisir de se mettre en équilibre avec l'extérieur, dont il reçoit une partie par les issues que nous avons supposées.

44. Mais si ce changement est subit, l'Air du dehors n'a pas le temps de communiquer avec celui du dedans, & alors il y a pour quelque temps, un inéquilibre, un chan-

gement de figure dans nos organes; ce qui en gêne les fonctions. Les Plongeurs que l'on fait descendre sous les eaux dans une cloche pleine d'Air, éprouvent de la part de cet Air, successivement plus condensé, une pression proportionnée à la profondeur à laquelle ils descendent. Mais si on a l'attention de les faire descendre lentement & uniformément, ils n'en sentent aucune incommodité, parce que l'Air qu'ils respirent étant comprimé à mesure par la même force qui le presse au dehors, a le temps de s'insinuer dans la cavité de la poitrine, d'abaisser suffisamment le diaphragme, & par-là de contenir dans l'abdomen même la pression de l'Air extérieur.

45. Mais si, comme quelques-uns le pratiquent, ils sortent de cette cloche, & qu'étant cuirassés, ils n'aient que les bras & les jambes exposés à la pression de l'eau, ils sentent dans les extrémités des pressions très-douloureuses, parce qu'il y a inégalité de pression entre les

parties cuiraſſées, & celles qui ne le ſont pas.

46. Que ſi, ſans être cuiraſſés, ils ont toutes les parties extérieures également preſſées; mais qu'on vienne à les laiſſer tomber avec la cloche trop précipitamment, ne fût-ce que dans une toiſe de profondeur, ce qui arrive par la faute des Ouvriers qui gouvernent le Cabeſtan, alors ces miſérables Plongeurs ſont incommodés juſques au point de rendre le ſang par les yeux, le nez & les oreilles. Ils ont la reſpiration extrêmement gênée; ainſi le ſang qui vient de la tête ne peut traverſer ce viſcere pour aller d'un ventricule du cœur à l'autre, les Poumons étant prodigieuſement dilatés & comprimés, & l'Air intérieur n'ayant pas eu le temps de ſe condenſer à proportion; ainſi le ſang reflue en quelque façon dans les jugulaires & faiſant effort latéralement ſur les parois des vaiſſeaux, il briſe les plus foibles & s'échappe.

47. Quand l'Air interne & externe ſont en équilibre, quoique la

preſſion de l'un & de l'autre ſur nos parties ſoit énorme, les perſonnes n'en reſſentent aucune douleur, les muſcles ont plus de fermeté, ce qui en facilite le mouvement : c'eſt ainſi que les Coureurs & ceux qui courent la Poſte, ont ſoin de ſerrer leur ceinture & leurs vêtements pour avoir plus de force : c'eſt ainſi que les Plongeurs preſſés d'un poids énorme, ſoutiennent des fardeaux de trente mille livres à cinq toiſes de profondeur, de ſoixante mille livres à dix toiſes, & ainſi de ſuite, & on en voit ſur la Mer Baltique qui continuent ce métier les quarante années ſans incommodité. (*k*)

48. Quant à ceux qui montent en des lieux extrêmement élevés, comme ils ne peuvent y arriver que peu à peu & par degrés, ils ont tout le temps de renouveller l'Air intérieur, & de le mettre en équilibre avec l'extérieur, & de ce côté-là ils n'en reçoivent aucune incommodité ; mais étant plus foiblement

(*k*) *Philoſoph. Tranſact. n.* 444.

pressés au dehors & au dedans, leurs parties solides ne sont pas si fermés, elles ont moins de ressort & jouent plus foiblement; car la partie des forces qu'ils emploient à donner à leurs muscles la tension nécessaire, est de moins pour les contracter. D'ailleurs il faut consumer plus de force pour soutenir le poids de leurs corps, lesquels sont moins soutenus par cet Air foible, de même que les fardeaux à élever, qui dans un milieu si léger ont presque toute leur pesanteur; c'est ainsi qu'on a plus de peine à élever un sceau qui est hors de l'eau, que quand il est encore dans l'eau.

49. C'est ce qui faisoit que Mrs. de l'Académie Royale des Sciences se trouvoient foibles & fatigués au moindre effort, quand ils étoient au haut des Montagnes du Pérou, quoique d'ailleurs ils fussent aussi tranquilles que quand ils n'agissoient point. (*l*)

50. Il est vrai qu'au commencement de la montée, quelques-uns qui alloient à pied & qui avoient la

(*l*) Figure de la Terre par M. Bouguer.

Poitrine délicate, furent incommodés par des défaillances, de petites hémorrhagies & des essoufflements; mais cela ne venoit pas de la raréfaction de l'air; car quand ils montoient à Cheval, & qu'ils étoient même parvenus à de plus grandes hauteurs, ou quand ils se reposoient, tous ces symptomes cessoient.

51. Outre ces symptomes Mrs. de Plantade & d'Anizy, de la Société Royale des Sciences de Montpellier, s'appercevoient au haut du *Ganigou*, qu'ils avoient besoin de prendre plus souvent de la nourriture que dans les lieux moins élevés; ce qui pouvoit venir du froid & de la fatigue.

52. Il est certain par les expériences de Mr. Hales, comme nous le dirons ailleurs, que quand le sang est comprimé par la contraction des muscles (sur-tout de ceux du bas-ventre & des cuisses qui se contractent le plus quand on monte) ce sang, à cause des valvules des veines, se porte plus copieusement au ventricule droit du cœur, & de-

là aux poumons. Or il s'accumule plus dans le poumon qu'ailleurs, parce que c'est le viscere dont les vaisseaux cedent le plus à la pression du sang & sont le plus susceptibles de dilatation ; le poumon, ainsi gorgé de sang, ne peut recevoir la quantité d'Air qui lui est nécessaire pour le rafraichissement, & pour chasser ce sang dans le ventricule gauche ; ce qui nous oblige à faire de plus fréquentes inspirations, pour gagner par le nombre ce qui manque à l'étendue des respirations : le sang ne pouvant revenir des parties supérieures, exerce contre ses vaisseaux une pression latérale plus grande, & cette pression doit forcer plus aisément les vaisseaux du nez qui sont à nud, que ceux que la peau couvre & défend. De-là les hémorrhagies ; la fatigue rend raison des défaillances & du besoin de nourriture.

§. II.

De l'impulsion de l'Air contre nous.

53. LE mouvement progressif de l'Air en masse ou d'une partie de l'Athmosphere, s'appelle *Vent.* Il n'agit pas simplement contre nous par une force morte, comme la pression, il agit par une force d'impulsion, & cette force est en raison composée de la doublée de sa vîtesse, & de la simple de sa densité. Son action est en raison de l'étendue des surfaces qu'il choque, & du quarré de la vitesse respective avec laquelle le vent & la surface se rencontrent.

54. Un rhomb de vent a la même force qu'un courant d'eau, quand leurs vitesses sont réciproquement comme les racines de leurs gravités spécifiques, On estime que la gravité spécifique de l'Air est 900. fois plus petite que celle de l'eau; ainsi le Vent qui aura 30. fois plus de

vîtesse qu'un courant d'eau, fera le même effort que ce courant contre la même surface.

55. Une surface donnée & en repos étant choquée par un fluide, on trouvera l'impression qu'il fait sur elle, si on trouve le poids d'une colonne de ce même fluide dont la surface pressée est la base, & la hauteur celle d'où ce fluide est censé tomber pour acquérir la vitesse qu'il a. (*m*) On a observé des Vents si rapides, qu'ils faisoient 66. pieds par seconde. Ces Vents peuvent déraciner & emporter les plus gros arbres. Il n'en faut pas tant pour renverser un homme; le vent agissant avec l'avantage du lévier que le Corps Humain étant debout lui présente, le renversera d'autant plus facilement, que le Corps aura plus de hauteur.

56. Si l'air n'avoit aucun mouvement, & que l'homme courant choquât ce fluide, il en seroit tout ainsi frappé, que si le vent se por-

(*m*) Ce poids mu avec cette même vîtesse en exprimera la force vive.

toit contre l'homme avec une pareille rapidité.

57. Le vent violent non-seulement frappe rudement le visage & les yeux, il les enflamme par ces percussions réitérées, mais encore par le gravier qu'il emporte, & auquel il communique sa force, il les meurtrit.

58. Si le vent est nuisible par son choc quand il est violent, il est très-salutaire quand il est modéré, & que l'Air qui nous environne est gâté par différentes exhalaisons; car ce vent purifie notre Athmosphere en renouvellant l'Air qui étoit corrompu. C'est pour cette raison que les logements étroits & qui ne sont point aërés sont funestes, & que ceux sur lesquels le vent souffle librement, comme les lieux un peu élevés & exposés au Nord, sont salutaires.

59. L'homme est continuellement investi d'une vapeur que fournit sa propre transpiration. Cette vapeur est plus chaude que l'Air des environs, aussi fait-elle élever la liqueur des Thermometres sensibles quand

l'homme en approche de quelques pieds ; le vent venant à enlever cette vapeur & en prenant la place nous rafraîchit, quoique le même vent porté contre la boule d'un Thermometre, n'y fasse aucune impression.

60. Le vent qui souffle de haut en bas, comme quand il repousse la fumée dans le conduit des cheminées, & ceux qui soufflent en même temps en sens contraire, condensent souvent l'Athmosphere & la font élever en ce lieu, moyennant quoi, l'Athmosphere en devient plus capable de nous presser en raison de sa densité & de sa hauteur ; ce qui produit sur le corps des effets relatifs à la pression de l'Air, dont nous avons parlé ci-devant.

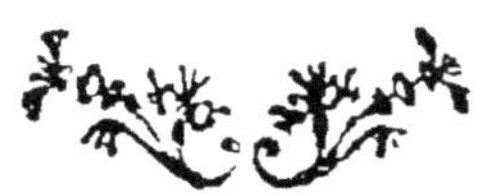

SECONDE PARTIE.

61. *Action de l'Air considéré selon les petites parties dont il est composé.*

62. L'AIR qui nous environne est de deux sortes; ou bien il est *pur*, & n'est censé composé que de molécules à peu près homogenes; ou bien il est *mélangé* de différentes autres molécules: si les molécules hétérogenes dont il est chargé, sont celles du feu élémentaire ou celles de l eau, on l'appelle *chaud* ou *froid*, *sec* ou *humide*; mais on ne le regarde pas comme *impur*, il faut pour qu'on l'appelle ainsi qu'il soit mêlé avec des vapeurs ou des exhalaisons communément nuisibles, telles que les sulphureuses, les salines ou semblables.

63. Nous parlerons d'abord de l'action de l'Air *pur*, après quoi

nous en viendrons à l'action de l'Air qui ne l'est pas.

---

§. I.

64. *Action des molecules de l'Air pur sur le Corps Humain.*

65. LEs fluides en masse agissent d'une façon, dont on peut rendre raison par les principes méchaniques ; mais il est souvent difficile de rendre de pareilles raisons de l'action de leurs molécules, dont on ignore souvent la figure, la densité, &c. & dont on ne connoît gueres les effets que par expérience, & c'est ce que nous appellons leur action physique en l'opposant à l'action méchanique.

66. L'action physique des molécules de l'Air sur nous, est de deux sortes ; savoir, leur *vibration* & leur *adhesion*, ni l'une ni l'autre ne tombe sous les sens ; mais on les découvre par le raisonnement.

I. *Adhésion des molécules d'Air.*

67. Les molécules de l'Air sont vraisemblablement d'une gravité spécifique, moindre que nos parties solides & fluides; car l'Air condensé par le poids de l'Athmosphere est environ mille fois plus léger que le sang, ou bien il faudroit supposer que les molécules d'Air ne se touchent pas entr'elles, comme le pense M. Desagulliers; & en ce cas, de ce que la masse est spécifiquement plus légere que le sang, il ne s'ensuit pas que les molécules le soient. Si nous les supposons de moindre ou de même gravité, elles doivent adhérer à nos parties solides, selon les principes de M. Hamberger.

68. Or qu'elles adherent à nos parties, & qu'elles composent des masses les plus compactes, c'est ce qu'on peut déduire des expériences de M. Hales (*n*), & de quelques autres Physiciens. Si on enferme du

(*n*) Statiq. des Végét. Expér. 80. & 49.

ſang ſous le récipient de la machine pneumatique, après avoir enlevé une bonne partie du poids de l'Athmoſphere, on voit ſortir des bulles d'Air qui vraiſemblablement y adhéroient par la preſſion de l'Athmoſphere; mais il s'y trouve une bien plus grande quantité d'Air fixe que le mouvement de putréfaction fera ſortir: cette quantité occupe un eſpace plus grand d'un neuvieme que le ſang lui-même; & ſi on diſtille enfin ce ſang, on en tirera beaucoup plus; ſavoir trente-trois fois ſon volume. (*o*)

69. Le chyle, ſelon les expériences de M. Boyle & de M. Cottes, en rend une quantité conſidérable; mais les parties les plus dures du corps, comme le calcul humain, les cornes des animaux, en donnent beaucoup plus que les fluides. Les écailles d'Huitre en rendent un ſixieme de leur poids; les cornes de Cerf un ſeptieme; les calculs de la veſſie

(*o*) Analyſe de l'Air, Expér. 77. p. 168.

urinaire 645. fois ſon volume, ou plus de la moitié de ſon poids. (p)

70. L'Air qu'on tire des ſubſtances animales a une élaſticité aſſez conſtante ; M. Hales l'a conſervée des années entieres dans des bouteilles ; cet Air eſt capable de ſe raréfier de même que l'Air ordinaire, juſques à occuper un eſpace 20480. fois plus grand qu'auparavant, & alors les centres de ſes molécules feroient 27. fois plus éloignés les uns des autres que dans l'Air ordinaire.

71. La force centrifuge de l'Air eſt d'autant plus grande qu'il eſt plus condenſé. Or dans le calcul l'Air eſt 645. fois plus condenſé que celui que nous reſpirons, & il eſt 1320960o.fois plus condenſé que l'Air délivré du poids de l'Athmoſphere ; il fait donc un effort prodigieux pour ſe répandre ; mais cet effort eſt vaincu par la force générale de la cohéſion intime qu'il a avec nos parties ; de façon que le ſang, quoi-

(p) Analyſe de l'Air, Expér. 77. p. 168.

que rempli d'Air, ne donne aucune marque de sa compressibilité: car ayant mis du sang dans un tuyau de verre au sortir de la veine, & l'ayant comprimé de toute ma force avec un piston, je n'ai pu jamais le réduire à un plus petit espace.

72. Il n'est pas moins vrai que l'Air qui est contenu dans le sang fait quelque effort pour s'étendre; car si, comme l'a fait M. Desagulliers en présence de M. Stwart, on prend une longueur de la veine jugulaire d'un veau, & qu'on la sépare, après en avoir bien lié les deux bouts, on pourra porter cette artere pleine de sang dans le récipient d'une machine pneumatique; alors si on pompe l'Air & qu'après cela on porte sur cette veine une lancette au moyen d'un fil de fer passé à travers plusieurs rondelles de cuir; on percera la veine dans le vuide, & on verra sortir le sang avec l'Air mêlé de beaucoup d'écume; il est donc évident que, n'étoit la pression de l'Athmosphere & des vaisseaux, cet Air pourroit donner des mar-

ques de ſon reſſort dans le ſang même.

73. Il n'eſt gueres d'Anatomiſte qui, en ouvrant des cadavres, ſurtout de ceux qui ſont morts d'hémorrhagie, n'ait obſervé beaucoup de bulles d'Air dans les veines, & cet Air même ſe ſéparer du ſang pendant la vie, & former des emphiſemes, ou tumeurs venteuſes, élaſtiques; de même que des tympanites abdominales, & dont le ſiege n'eſt pas dans les boyaux.

74. Il eſt vraiſemblable que cet Air entretient dans le ſang une activité dépendante de ſon reſſoit, & que par-là l'Air interne, non-ſeulement réſiſte à la preſſion de l'Air externe, mais même il entretient la vie en entretenant la circulation; on peut auſſi, ſans donner dans l'hypotheſe, penſer qu'il contribue en quelque ſorte aux ſaveurs de différents fluides: car on a éprouvé que la bierre perd entiérement ſon goût, quand on en a pompé l'Air, ſuivant l'expérience de M. Deſaguliers.

75. N'est-il pas vraisemblable que l'Air est le véhicule du fluide électrique qui est apparemment le vrai fluide nerveux (q) dont dépendent immédiatement les fonctions vitales. Si l'Air n'avoit d'autre usage que celui de faciliter la circulation du sang dans les poumons, les poissons, dont les ouïes sont immédiatement dans l'eau, pourroient se passer d'Air : cependant on les voit périr sous la glace, & accourir en foule aux trous qu'on y fait, non-seulement pour faire une provision d'Air nécessaire à leur vessie aërienne qui leur sert à se soutenir dans l'eau, mais encore pour d'autres usages plus essentiels, puisque la vie en dépend, & que ceux qui n'ont point de ces vessies aëriennes ne peuvent se passer de cet Air.

76. D'ailleurs il est prouvé que de 48000. pouces cubes d'Air que l'homme respire à chaque heure, il en absorde 3692. pouces (r), &

(q) These de M. Dufay, *An fluidum nerveum sit electricum*, Monspellii. 1749.

(r) Desagulliers, *Physiq. Exper.* T. 2.

vraisemblablement c'est cet Air qui passe dans le sang, comme il en passe dans le chyle, & c'est peut-être par cette raison qu'il est si nécessaire à la vie des hommes de respirer, & de respirer un Air pur & frais: mais nous parlerons encore plus bas de l'action de l'Air dissout dans nos humeurs; venons à l'autre maniere d'agir des molécules d'Air.

II. *Vibration des molécules d'Air.*

77. Les molécules de l'Air libre qui nous environne ont un ressort considérable: on a vu des Arquebuses à vent rester chargées pendant 16. ans, sans que cet Air ait perdu de son ressort. Elles ont un mouvement continuel dans l'Athmosphere; comme il paroît par l'agitation de la poussiere qui traverse un rayon de lumiere reçu dans une chambre obscure: si les petits ressorts de l'Air sont mis dans un mouvement de vibration, lequel se continue jusqu'à l'oreille, il en résulte une

perception qu'on appelle *ſon* : or que ce ſoient les vibrations de l'Air qui cauſent le ſon, c'eſt ce qu'il eſt aiſé de prouver ; car ſi on vient à enfermer une montre à répétition dans le vuide ſur du cotton, on n'entend point de ſon ; & ſi au contraire on l'enferme dans un récipient dont l'Air ſoit condenſé, plus l'Air ſera condenſé & élaſtique, plus fort en paroîtra le ſon. On peut voir là-deſſus les Expériences de l'Académie de Florence.

78. Le ſon conſiſte donc matériellement dans les vibrations des molécules de l'Air ; mais il faut que ces vibrations ſoient bien rapides, puiſque, ſelon les démonſtrations de Newton, leur vîteſſe eſt la même, quoique dans de très-petits eſpaces, que celle du ſon, lequel parcourt 1070. pieds par ſeconde.

79. Le nombre des vibrations dans un temps donné détermine les tons, qu'on diviſe en graves & en aigus : le plus grave dépend de 12. $\frac{1}{2}$ vibrations par ſeconde ; le plus aigu qu'on puiſſe diſtinguer en ſuppoſe

6400. Les vibrations qui font les tons aigus sont plus fréquentes, mais d'autant moins étendues que celles qui font les graves; ainsi, compensation faite, l'un ne va pas plus vîte que l'autre. M. Newton a appris la maniere de mesurer l'intervalle de ses ondulations; il détermine la vîtesse du son par celle qu'auroit un corps quelconque tombant dans le vuide de la moitié de la hauteur de l'Athmosphere, réduite à une densité moyenne & uniforme: cette hauteur est le poids qui bande le ressort de l'Air, ou la mesure de son élasticité; & la pesanteur des molécules à mouvoir est ce qui en modere la vîtesse.

80. Si donc il s'agit de comparer les vîtesses des fluides qui ont différente élasticité, & différente densité, on trouvera que ces vîtesses sont comme les racines des forces élastiques directement, & comme les racines des densités réciproquement. La vîtesse de la lumiere est sept cents mille fois plus grande que celle du son; il faut donc que la matiere de

la lumiere soit respectivement à sa densité 700000. X. 700000. fois plus grande que celle de l'Air respectivement à la sienne. On peut en dire presqu'autant de la matiere électrique dont les vibrations ont une vîtesse de beaucoup plus grande que celle du son, quoique peut-être beaucoup moindre que celle de la lumiere. L'imagination se perd à considérer la prodigieuse subtilité & élasticité de ces forces de fluides ; mais les expériences & les démonstrations nous forcent de les admettre.

81. Le fluide qui constitue la lumiere n'est pas homogene. M. Newton fait voir qu'il est composé de molécules de différentes grosseurs, comme les rayons qui en résultent ont différents degrés de refrangibilité. M. de Mairan ne nous laisse pas douter non plus que les molécules de l'Air, ou qui font le son, ne soient aussi de différentes grosseurs ; or selon les Démonstrations de M. Rizzetti (*f*) & de M. Carré, les

(*f*) Rizzetti, Commentaire Acad. *Bononiens. T.* 1.

temps que les Corps de différents diametres & de même densité, emploient à leurs oscillations élastiques, sont comme leur diametre, & plus les molécules sont petites, plus prompte est leur vibration.

82. On n'entend jamais de son simple. Tout son est accompagné sensiblement de ses harmoniques supérieurs, & selon la découverte récente d'un savant Musicien, de ses harmoniques graves; (t) ces harmoniques sont l'Octave du son fondamental, l'Octave de sa quinte, la double Octave de la tierce majeure, & la double Octave de la quinte (u) les tons harmoniques supérieurs, sont produits par les vibrations isochrones ou simultanées de ces molécules élastiques de l'Air qui ont différentes grosseurs, celles de même grosseur se rencontrent à chaque fois & font l'unisson, l'Octave suppose des vibrations qui se rencon-

(t) M. Esteve, Nouvelle Découverte du principe de l'Harmonie.

(u) M. R * * * Avocat.

trent alternativement avec celles du ſon fondamental, & ainſi de ſuite. Ces vibrations ſimultanées ou conſpirantes de l'Air s'aident, ſe ſoutiennent mutuellement, toutes les autres ſe détruiſent par leur contrariété, & le ſon s'en perd.

83. Si pluſieurs inſtruments réſonnent à la fois, la réunion de leur ſon forme des accords qui ſeront des conſonances. Si ces battements ou concours des ſons, ſe font plus de ſix fois par ſeconde, de façon que l'oreille ne puiſſe les diſtinguer; s'ils arrivent plus rarement, ce ſont des diſſonances qui ſont déſagréables. C'eſt là ce que l'expérience fait voir, c'eſt le premier effet de l'Air ſonore ſur nous. (x)

84. La raiſon du plaiſir que l'harmonie & les conſonances nous font, dépend encore d'un autre principe. Ce ſont les cadences dont l'uniformité dans chaque Air, jointe à la variété & aux inflexions du ton, nous occupent agréablement,

(x) Wolf, *Conſenſus in varietate.*

ſelon ce principe des Philoſophes : (y) Que la beauté conſiſte dans le concours de la ſymmétrie, de l'ordre & la variété. Ces cadences & ces accords des ſons doivent frapper nos organes, & ſur tout ce fluide élaſtique qui remplit nos nerfs & qui eſt l'inſtrument immédiat de toutes les fonctions animales.

85. Tout bat dans le Corps Humain, le cœur, les oreillettes, les arteres qui ſe répandent dans tous les points ſenſibles du corps, & en conſéquence les meninges & apparemment les fluides élaſtiques qui ſe trouvent par tout. On ſent les cadences du battement des arteres, ſurtout de la tête, pour peu qu'on y faſſe attention durant le ſilence de la nuit ; mais outre ce battement il y a une harmonie plus confuſe, plus ſourde, qu'on ſent auſſi dans l'intérieur de la tête dans les mala-

(y) Les Sons qui réſultent de la vibration de deux cordes, dont les longueurs ſont incommeſurables entr'elles, forment des diſſonances.

dies de cette partie, & plus clairement dans l'oreille si on vient à augmenter le ressort de l'Air renfermé en bouchant le conduit auditif. Nous sommes trop accoutumés à ces impressions pour en être affectés clairement ; un Meunier ne s'apperçoit pas de l'harmonie bizarre, mais bruyante de la machine dans laquelle il habite depuis long-temps.

86. Le fluide nerveux a, comme la lumiere & l'Air, des ressorts de différentes grosseurs & de différents degrés de force. Ils doivent être mis en jeu par ceux de l'Air mis en vibration, & faire des especes d'accords avec le fondamental, ou avec quelques-uns de ses harmoniques. C'est ainsi que l'on voit la corde d'une Basse de Viole résonner à même temps qu'une autre éloignée de quelques toises quand elles sont montées sur le même ton, & que l'on pince l'une des deux. C'est ainsi que l'on excite des frémissements dans l'eau que contient un verre, si on vient à faire frémir les bords d'un autre verre en glissant le doigt dessus.

87. Bien des personnes ne peuvent entendre le son aigre d'une lime ou du liege coupé avec un couteau, sans sentir un grincement des dents ; il s'en est trouvé en qui des sons singuliers excitoient une évacuation involontaire des urines ; (z) & pourquoi le son qui va avec une vîtesse de 1070. pieds par seconde ; qui fait tremousser nos entrailles comme celui des tambours & des trompettes, qui casse des vitres, & produit des tremblements dans des masses immenses, telle qu'un des Arcboutants du Clocher de Rheims, n'exciteroit-il pas dans un fluide plus léger & plus élastique que l'Air des vibrations dont les effets seroient sensibles ?

88. Les hommes vifs, tels qu'en général sont les Italiens, les Languedociens, se plaisent à des Airs dont le mouvement est rapide, la cadence prompte, parce que les vibrations promptes de l'Air impriment un pareil mouvement à leurs

(z) Observations Curieuses, T. 1. *in*-12.

organes, ce qui les entretient dans un état qui leur eſt naturel. Une muſique languiſſante les endort ou les fatigue, parce qu'elle ne s'accorde pas avec le ton de leurs organes. Or les vibrations qui ne ſont pas harmoniques ſe gênent mutuellement.

89. La plupart de nos idées ſont déterminées par le ton des fibres nerveuſes, ou du fluide élaſtique qu'elles contiennent; à ces idées répondent des deſirs ou des averſions, & par conſéquent des paſſions, quand ces deſirs ou ces averſions ſont puiſſantes: & ſi on vient à imprimer un autre ton à ces fibres, ou des vibrations différentes à leur fluide, on imprime auſſi d'autres idées & on efface les premieres. C'eſt ainſi que deux Pendules dont les vibrations ſont éthérochrones après un certain temps s'ils ſont attachés au même mur, acquierent des vibrations iſochrones: c'eſt ainſi que certains Airs réveillent des hommes d'un aſſoupiſſement, les tirent de la mélancolie, les rendent gais,

s'ils ſont vifs & animés, ou bien moderent leur vivacité, & les font tomber dans une douce rêverie s'ils ſont tendres & languiſſants.

90. Ceux qui ſont piqués de la Tarantule tombent, ſelon les obſervations de Baglivi, dans une léthargie qui leur feroit mortelle, ſi des menétriers par des Airs vifs & convenables au génie des habitants de la Pouille, & différents même ſelon les tempéraments des malades, ne les tiroient de leur aſſoupiſſement. C'eſt ainſi que l'harmonie forte & hardie des tambours & des timbales anime les ſoldats, leur inſpire une ſorte de fureur martiale.

91. Ceux dont les organes ont été plus ſouvent ébranlés par le ſon des inſtruments, ſont plus ſenſibles à l'harmonie, comme les inſtruments qui ont été le plus long-temps joués ſont plus harmonieux. Auſſi voit-on que la muſique fait de plus grands effets ſur ceux dont l'oreille eſt plus faite aux ſons mélodieux, témoin ce maître à Danſer d'Alais

(M. Masson) qui, au rapport de l'Académie Royale de Sciences, (a) ne put se rétablir à la suite d'une fievre maligne, que par le son des instruments. Je finis sur ce sujet, car il paroît au premier coup d'œil que les effets du son sur le corps Humain ne sont pas des effets de l'Air, quoique le son matériel soit une des qualités de ce fluide, & peut-être la plus admirable.

---

§. II.

Action des particules de l'Air mélangé.

92. L'AIR que nous respirons n'est jamais pur, c'est-à-dire, homogene; le plus sec contient toujours des particules d'eau; le plus froid contient des particules du feu élémentaire, ne fût-ce que celles du fluide électrique qui s'y trouve toujours, selon les dernieres obser-

(a) Hist. de l'Acad. Royale. 1707.

vations de M. Le Monnier. Ces deux ſubſtances, ſuivant la proportion de leur quantité dans l'Air, lui impriment les qualités que les Anciens mettoient au premier rang; ſavoir l'*Humidité*, la *Séchereſſe*, la *Chaleur* & la *Froideur*.

93. Outre ces qualités, l'Air en a d'autres qui ne ſont ni dans tous les lieux, ni dans tous les temps, & que nous appellerons *accidentelles*. Elles dépendent auſſi de la différence des matieres hétérogenes qui ſe trouvent dans l'Air. Ces matieres ſont de toutes ſortes, que fournit le régne *Minéral*, le *Végétal* & *l'Animal*, ou plus communément les exhalaiſons, ou vapeurs terreuſes, ſalines & ſulphureuſes, leſquelles, avec l'Air, l'eau & le feu, compoſent les ſubſtances élémentaires de preſque tous les corps.

94. Comme on a une idée fort confuſe de la maniere dont ces vapeurs nuiſent à notre ſanté, on a attribué ces effets à une qualité occulte appellée *malignité*, terme qui couvre un peu notre ignorance; ou

bien *impureté*, qui en approche beaucoup. Mais quoiqu'il en soit, nous distinguerons par le mot d'*impur* cet Air vaporeux chargé de parties salines & sulphureuses d'avec celui qui n'est mêlé que des parties ignées & aqueuses, & qui en effet ne nous est pas généralement si pernicieux.

95. *Action de l'Air sur nous, selon les qualités qu'il emprunte de l'eau & du feu élémentaire.*

96. Nous appellons particules *ignées* ou de *feu elementaire* celles qui donnent aux corps de la lumiere ou de la chaleur, ou ces deux qualités ensemble. Cette matiere du feu est fournie abondamment à l'Air qui nous environne par les émanations du Soleil, des volcans, des feux communs, des corps des animaux, &c. Il y a apparence que c'est un fluide répandu par-tout, abondant sur-tout dans les matieres sulphureuses, inflammables, duquel la densité est excessivement moindre, & l'élasticité excessivement plus gran-

de que celles de l'Air, & peut-être que le fluide électrique tient le milieu entre ces deux matieres. Les fermentations ou effervescences froides qui exhalent une vapeur très-chaude font comprendre què le seul mouvement ne produit pas le feu, & que c'est une matiere particuliere qui a pourtant besoin d'être mise en mouvement pour exciter la chaleur : or la chaleur est en nous la perception qui répond à l'action de cette matiere sur nos organes.

97. L'intensité de la chaleur est proportionnée à la quantité de la matiere ignée, & au quarré de sa vîtesse conjointement. (*b*) Dans les corps qui contiennent même quantité de feu, la chaleur est proportionnée au quarré de la vîtesse de leurs frottements, & au poids dont ces corps frottants sont chargés, & à leur élasticité ; c'est dans ce même rapport que les corps frottés développent une plus grande quantité de feu, & en entretiennent plus

(*b*) Hermann. *Phoronom. versùs finem.*

long-temps l'action par leurs vibrations réitérées.

98. La chaleur des corps qui n'ont ni vie ni mouvement intestin, quand ils ont resté exposés à l'Air ordinaire pendant quelque temps, est du même degré. Le cotton & le vif-argent appliqués au Thermometre n'y font pas plus d'impression l'un que l'autre; cependant à notre sentiment le vif-argent paroît moins chaud que le cotton, le marbre plus froid que le bois, parce que les parties du feu qui sont dans notre corps se répandent plus abondamment dans les corps à raison de leur densité; & ainsi le marbre plus dense que le bois nous enleve une plus grande quantité de feu, ce qui nous le fait paroître plus froid.

99. La matiere du feu, étant la moins dense de toutes, doit adhérer à tous les corps proportionnellement à leur densité, & ainsi se répandre d'un corps à l'autre, de proche en proche, jusques à ce que la chaleur devienne uniforme, ou qu'il y en ait dans chaque corps

contigu proportionellement à sa densité & à son volume.

100. L'évaporation de la chaleur, les restes étant égaux, est proportionnée à l'étendue des surfaces du corps qui la perd, à la froideur de même qu'à la densité du milieu qui la reçoit, & à la vîtesse avec laquelle ce milieu se renouvelle: ainsi la surface interne de nos poumons étant fort étendue, si nous respirons un Air plus froid, & que les respirations soient plus fréquentes, nous sentirons plus de rafraîchissement, ou nous perdrons plus de chaleur de nos poumons. Nous avons en nous un principe de chaleur qui n'est autre chose que le frottement des fluides & des solides provenant de la circulation du sang & de la contraction des muscles; cette chaleur est presque uniforme dans toutes les parties qui ne sont pas exposées à l'Air & surpasse d'autant plus le degré de chaleur de l'Athmosphere que la saison est plus froide, elle en approche au contraire d'autant plus qu'il fait plus chaud: ainsi dans

l'hyver le Thermometre exposé à l'Air étant au 8e. degré au dessus de la congélation, la chaleur de notre sang est au 28e. degré; & en Eté l'Air ayant 25. ou 26. degrés de chaleur à l'ombre, notre sang n'a gueres que 30. degrés.

101. La chaleur (c) directe du Soleil est à peu près double de la chaleur de l'Air à l'ombre, & par-là on voit qu'elle surpasse de beaucoup celle de notre sang, s'il en faut juger par la hauteur à laquelle elle éleve l'esprit de vin des Thermometres; ainsi le Corps Humain exposé au soleil doit augmenter en chaleur: mais comme à l'ombre l'Air est toujours plus froid que notre corps nous devons lui communiquer de notre chaleur.

102. L'expérience nous fait voir que l'homme ne peut vivre dans un Air dont la chaleur soit aussi grande ou plus grande que celle du

(c) Mémoire de la Société Royale de Montpellier, par M. Bon. 1745.

sang; ainsi l'Air dans lequel nous vivons est toujours moins chaud de quelques degrés, & nous ne le trouvons plus chaud qu'en ce qu'il enleve moins de notre chaleur.

103. L'Air que nous respirons enleve plus de notre chaleur que l'Air qui s'applique au reste du corps; car l'Air que nous respirons est plus froid respectivement aux poumons, c'est-à-dire, au sang qui s'y trouve, que respectivement à la peau; & la surface interne des poumons surpasse de beaucoup (19. fois selon M. Hales) la surface de la peau: enfin la respiration fait sans cesse renouveller l'Air inspiré, au lieu que nous, étant en repos, l'Air extérieur ne se renouvelle pas, à moins qu'il ne fasse du vent; toutes conditions qui contribuent à l'évaporation de nos particules ignées. Comme d'une part en promenant & en respirant nous exposons notre corps à un Air nouveau qui le rafraîchit; de l'autre, par ces exercices nous excitons & développons en nous les particules de feu; ce qui augmente

notre chaleur : il y a un terme de vîtesse jusques auquel ces exercices en plein Air nous rafraîchissent, au-delà duquel nous excitons en nous plus de chaleur que nous n'en communiquons à l'Air qui nous environne.

104. La chaleur de l'Air doit se prendre au-dessus du degré du Thermometre auquel le corps nud ne sent ni froid ni chaud : or telle est le 16e. degré du Thermometre de M. de Reaumur ; telle est communément la température de l'Air au mois de Mai ; au-dessus de ce degré on sent du chaud, & au-dessous du froid.

105. La chaleur de l'Air monte depuis le 16e. degré jusqu'au 30e. à l'ombre ; au soleil elle va jusqu'au-delà du 60e. dans les climats tempérés & au niveau de la mer. On sait que plus on s'éleve au haut des montagnes, plus on y éprouve de froid ; soit parce que l'Air étant moins dense retient moins la chaleur du soleil ; soit parce que la même face de la montagne n'est

exposée que très-peu d'heures à ses rayons; ou qu'enfin ces hautes montagnes ne jouissent point de la chaleur réfléchie comme les plaines.

106. Les effets de la chaleur de l'Air sur nous, sont différents selon ses différents degrés & selon la disposition de nos corps. Ces effets sont principalement la sensation qui en résulte, la raréfaction des parties, le relâchement des solides & l'altération des liqueurs. La sensation du chaud est d'autant plus forte que la chaleur est plus grande, & que l'augmentation en est plus subite; la chaleur directe du Soleil étant quelquefois double de celle du sang est brûlante, & j'ai éprouvé sur les deux mains un érésipele qu'elle me causa en moins de demi-heure; les seules parties que le Soleil avoit frappées, en furent attaquées, & & le tour de la manchette en marquoit juste les limites; c'étoit le soir sur une haute montagne, où à sept heures du matin j'avois frissonné de froid au Soleil. La sensation de chaleur que cause le même

Aìr est plus forte pour ceux qui ont froid que pour ceux qui ont chaud; car plus un corps est froid & plus il reçoit de particules de feu de l'Air qui l'environne, deux corps qui sont au même degré de chaleur, quoique contigus, ne s'en communiquent plus. D'ailleurs nous faisons moins d'attention aux sensations accoutumées, & par cette raison les nouvelles sensations nous frappent davantage.

107. La chaleur de l'Air qui approche le plus ou même qui excede un peu la chaleur du sang, rend nos liqueurs plus coulantes & en diminue la viscosité; ainsi, la force du cœur restant la même, le sang devroit en couler plus vîte, si le calibre des vaisseaux n'étoit pas augmenté; au surplus cette chaleur à laquelle on attribue si souvent de grandes raréfactions du sang, & ce qu'on nomme *Plethore fausse*, ne peut raréfier le sang d'une maniere sensible; car ayant exposé un Thermometre plein de sang liquide à la chaleur de l'eau, successi-

vement augmentée jusqu'à l'ébullition, le volume de sang n'a augmenté que d'une 200e. partie ; ainsi la chaleur la plus forte que le sang puisse essuyer durant la vie n'étant qu'un tiers de celle de l'eau bouillante, la raréfaction qu'il peut recevoir dans les fievres les plus chaudes ne va qu'à un 600e. de son volume.

108. La chaleur qui approche le plus en dessous du 35e. degré relâche nos fibres & les alonge sensiblement ; c'est pourquoi elle est propre à dissiper des tumeurs froides, récentes, des douleurs catharrales, à ouvrir les vaisseaux, à dégourdir des parties que le froid privoit de mouvement & de sentiment, à faire transpirer plus copieusement en raison de la dilatation des pores des vaisseaux, & de la fluxilité des liqueurs, à exciter un mouvement intestin qui exalte les matieres salines & sulphureuses, qui dispose le corps à une putréfaction plus prompte, à empuantir ainsi les matieres excrémentitielles qui croupissent.

109. Cette

109. Cette même chaleur, augmentant la transpiration, diminue la quantité de l'urine. La transpiration d'Eté est à celle d'Hyver comme 16. 8. à 13. 4. & l'urine d'Eté à celle d'Hyver comme 194. à 155. comme on le déduit des Observations de Keill. Si la sueur se met de la partie, l'urine manquant de sérosité, devient plus foncée, & d'un rouge de briques pilées, d'une âcreté plus grande; ce qui cause des chaleurs de reins: toutes les humeurs en acquierent aussi plus d'âcreté & de viscosité, delà le sentiment de soif, l'inquiétude, l'insomnie, &c.

110. J'ai observé deux ou trois fois dans de jeunes personnes qui avoient dormi au Soleil, en Automne & au Printemps, un mal de tête avec assoupissement, délire, quelquefois même avec asphyxie ou perte totale du pouls durant deux jours, avec la chaleur de la tête augmentée, les extrêmités froides & une connoissance obscure, symptomes d'une phlogose du cer-

veau, accompagné epeut-être de la raréfaction de l'Air des ventricules. Comment l'action du Soleil auroit-elle épargné les téguments & porté sur l'intérieur du cerveau? N'est-ce pas par la même raison que le fond d'un chauderon plein d'eau ne s'échauffe presque pas en restant près de demi-heure sur le feu, tandis que l'eau devient bouillante; & par la raison qu'une balle de plomb se fond à la flamme d'une bougie, quoiqu'une feuille de papier qui l'enveloppe immédiatement ne brûle pas.

111. Il fait rarement des chaleurs assez fortes pour ôter la respiration en platte Campagne; mais dans des endroits resserrés & fort échauffés la respiration devient très-laborieuse; les personnes délicates suffoquent & tombent en syncope, d'où l'on ne les tire qu'en les exposant à l'Air frais. C'est que l'Air extrêmement raréfié par la chaleur & en même-temps dépouillé de son ressort par la transpiration n'est pas, en étant de retenir les poumons

dans une juste dilatation, ou de contrebalancer leur ressort & celui de l'Air thorachique qui fait toujours effort pour les resserrer; comme nous l'expliquerons plus bas.

112. Si cet Air enfermé devient chaud au 46e. degré, il fait mourir en convulsion les animaux qui y sont retenus environ une minute, après leur avoir causé une suffocation & une agonie violente: mais ce qu'il y a de plus remarquable, c'est qu'on a vu un de ces Animaux rendre par la gueule, dans ces circonstances, une bave sanglante, si infecte que la seule odeur renversa les Observateurs, & qu'il fallut des cordiaux pour les faire revenir de leur syncope.

113. Mr. Boerhaave qui fit faire ces expériences sur des chiens & des oiseaux, dans une étuve à sécher le sucre, admire avec raison la propriété qu'a cette chaleur, d'exciter en si peu de temps une putréfaction & dissolution gangréneuse si terrible. Sur quoi il faut observer de plus, que les mouve-

ments vitaux par leur violence contribuent le plus à produire ces effets, & que de la chair morte se seroit desséchée & garantie de la pourriture par ce même degré de chaleur.

114. Si on fait passer de l'eau chaude au 56e. degré dans les rameaux d'une artere, on sentira bientôt cette artere raccourcie, & si retrécie, qu'il n'y passera que les deux tiers de l'eau tiede, qui dans le même temps y auroit passé, & que ce même degré de chaleur appliqué pendant quelques minutes au sang est capable de le coaguler & de rendre la lymphe coënée. (*d*)

115. Le froid modéré qu'on appelle *fraîcheur*, commence au 16e. degré & s'étend jusqu'au 10e. au-dessous, on sent le froid qui quelques degrés au-dessous de la congélation est mortel pour les hommes & les animaux qui s'y trouveroient exposés : il me paroît qu'à égale distance du degré tempéré qui est le 16e.

(*d*) Notes sur l'hœmastatique de Mr. Hales.

pour les hommes qui ne ſont pas vêtus, la grande chaleur eſt plus funeſte que le grand froid. Mrs. les Académiciens de Paris qui ont été au Nord, ſe ſont garantis d'un froid de plus de 32. degrés au-deſſous de la congélation, & nul homme ne peut vivre dans un degré de chaleur de moitié moins éloigné de la température.

116. L'Air frais eſt extrêmement ſalutaire à l'homme; un ſentiment intérieur nous le prouve, & la raiſon c'eſt qu'il eſt en état par ſa denſité d'enlever de la potrine une vapeur, comme diſoient les anciens, fuligineuſe, qui eſt chargée de tranſpiration, matiere excrémentitielle à demi pourrie, qui ne pourroit que nous nuire, ſi elle étoit retenue, & qui s'éleve d'autant plutôt dans l'Air que nous reſpirons, qu'elle eſt reſpectivement plus légere.

117. Mr. Hales obſerva que l'Air qu'il inſpiroit étant frais au 10e. degré, celui qu'il expiroit communiquoit au Thermometre, tenu dans la bouche, 36. degrés de chaleur; à compter ſelon ſon propre Thermometre auquel ſon

sang étoit alors chaud de 64. degrés ; & comme l'Air qu'on expire n'est plus chaud que parce qu'il se charge de la chaleur du sang, il est évident que la respiration de l'Air frais rabat la trop grande chaleur du sang.

118. Si donc on retenoit sa respiration quelque temps, la chaleur du sang n'étant point rabattue, & s'accumulant toujours, monteroit bientôt à un point qui seroit funeste à la vie, & si l'homme en revenoit il auroit une soif ardente ; c'est ce qui arriva à un pendu que les Pénitents enleverent du gibet dès que l'Exécuteur l'eut laissé ; comme les vertebres du col n'étoient point luxées, la premiere saignée fit revenir le pouls & le mouvement, deux autres saignées mirent cet homme en état de parler, de se mettre sur son séant ; & la premiere chose qu'il demanda fut une cruche d'eau dont il ne pouvoit se rassasier : ce n'étoit pas la fievre qui causoit cette soif brûlante, car le pouls qui ne battoit pas 40. fois par

minute quand il parut, ne devint jamais fréquent dans les 4. heures qu'il survéquit, & avant la mort il redevint d'une rareté surprenante. J'aurai occasion ailleurs de parler de la respiration.

119. Le froid modéré donne du ressort à nos parties, il raccourcit nos fibres, & partant resserre les vaisseaux : il donne plus de tension & de fermeté aux muscles ; de-là vient qu'en Hyver nous sommes en état de faire de plus grands efforts, tant du corps que de l'esprit ; on soutient de plus grands fardeaux, on ne se sent plus de cette langueur que la chaleur cause dans toutes les fonctions animales ; les fibres de l'estomac ont plus de ressort, l'appétit augmente, la digestion se fait mieux : il est vrai que la transpiration diminue ; mais elle est réparée par l'urine qui devient plus abondante : les humeurs ne sont pas si disposées à la corruption gangréneuse.

120. Mais si le froid est excessif, comme celui de l'Air au-dessous de la congélation, alors il roidit nos

membres, il coagule nos liqueurs, & par-là gêne le mouvement musculaire, rend les os plus cassants, les fibres nerveuses moins propres au tact, sans diminuer la douleur des extrêmités où l'on sent des fourmillements. Les levres deviennent d'abord pâles, ensuite livides, elles se gersent; la peau devient rude & seche, la mâchoire & les autres parties tremblent, les dents claquent, la langue se refuse aux mouvements de la parole, les paupieres ne jouent qu'avec peine; si le froid excessif de l'Air n'agit que sur une partie, le reste du corps étant vigoureux, cette partie se réchauffe d'autant plus ensuite qu'elle a été plus refroidie, comme quand on a manié de la neige: mais si le froid est général, ou il arrête la circulation dans tout le corps, & alors l'homme meurt & demeure roide comme une statue; ainsi qu'il arriva durant l'Hyver 1709. à deux mille Soldats de Charles XII. en Suede; ou bien on est quitte pour les extrêmités, qui venant à dégeler trop subitement, ne manquent pas de tomber en gangrene; ou, si elles en reviennent par les précautions connues de tout le monde, elles deviennent œdémateuses.

121. Ceux qui voyagent dans des pays neigés, comme il arriva à nos Troupes au retour de Prague, se sentent accablés d'un desir invincible de dormir qui les oblige de se coucher sur la neige, faute d'autre gîte; mais la plupart ne se réveillent plus. Montaltus (e) croit que ce sommeil profond vient du relâchement du cerveau produit par les sérosités du sang coagulé.

122. Il est démontré en physique que l'Air le plus sec contient beaucoup de parties aqueuses qu'il tient en dissolution : le sel de tartre au sortir d'un creuset se charge en peu de temps de trois fois son poids d'eau, dans les laboratoires les plus secs ; cette eau se concentre dans ce sel avec tant de force, qu'il est bien mal

(e) Montaltus, *Medecinæ Synopsis casus Septentrionalium à frigore.*

aisé de l'en séparer ; elle résiste à un plus grand feu avant de s'évaporer, que si elle n'étoit pas alliée avec ce sel ; elle acquiert une gravité spécifique plus grande que celle qui résulte du mêlange de ce sel.

123. Les molécules d'eau ne sont jamais spécifiquement plus légeres que les molécules d'Air de même volume, à moins qu'elles ne composent des bulles pleines d'un Air raréfié, ce qui n'est pas vraisemblable, ou ne peut durer quand les vapeurs se sont élevées dans l'Athmosphere ; cependant elles s'y soutiennent éparpillées, dissoutes, cette dissolution loin d'ôter à l'Air sa transparence le rend plus serein. Tel est l'état de l'Air dans le temps le plus beau, le plus sec, & le plus serein.

124. On connoît cet état de l'Air par le Barometre, le vif-argent y est élevé au dessus de 27. pouces 7. lignes, terme moyen entre son plus grand abaissement & sa plus grande élévation ; l'Air supporte

alors tout le poids de l'eau qu'il a dissoute : une goutte d'eau se trouve uniformement dispersée dans quelques pieds cubiques d'Air, chaque parcelle entourée d'une croûte d'Air qui s'y attache forme une masse spécifiquement plus légere que l'eau pure & ses parcelles isolées : c'est ainsi que le vif-argent est dissout & suspendu dans l'esprit de nitre, quoique dix fois plus pesant que ce dissolvant.

125. L'Athmosphere qui nous touche alors est seche, respectivement à ce qu'elle est quand les vapeurs descendent vers la terre, quand les parcelles d'eau venant à se réunir forment des gouttelettes que l'Air d'en-haut, comme plus rare, ne peut soutenir : ces parcelles s'approchant du centre commun à mesure qu'elles descendent, se rencontrent plus souvent & forment des gouttes successivement plus grosses qui s'arrondissent, & qui par-là contiennent le plus d'eau sous la moindre surface possible. Le rapport de leur surface à leur masse étant diminué,

la force qui les soutenoit à 20. lieues de hauteur, telles que sont les nues les plus élevées, ne peut les soutenir que là où l'Athmosphere est plus dense; il se forme des *nuages*, la transparence se perd, les nuages vus par-dessous sont obscurs, regardés dessus ils sont blancs; on les appelle alors des *brouillards*. Descendus à notre portée ils humectent l'Air que nous respirons aux dépens de celui qui est dans les espaces immenses qui sont sur nos têtes: il est prouvé par les expériences de MM. Hamberger, Desagulliers, &c. que ces gouttes sensibles venant à tomber ne pesent plus tant sur l'Air; ainsi l'Athmosphere devient plus legere & ne peut soutenir le vif-argent qu'en dessous de 27. pouces 7. lignes: alors l'Air est humide par rapport à nous, quand même il contient moins d'eau qu'auparavant.

126. L'Air étant sec nous sommes plus agiles par la raison que nous sommes portés par un milieu plus dense, que nous sommes plus resserrés, (47) & par la raison

que nos fibres ont plus d'élasticité & de fermeté. Les fibres du papier, du parchemin, secs, ont de même plus de ressort que celles qui se trouvent humectées; le parchemin du tympan résonne plus clair; tous les nerfs se ressentent de cet état; l'esprit & le corps font mieux leurs fonctions; à moins que la disposition trop seche des organes, comme il arrive dans la Phtisie, dans l'Asthme sec, ne demande de l'humidité.

127. L'Air devenant humide, tout le contraire arrive; nous nous sentons plus pesants, parce que l'Air soutient une moindre partie de notre poids; les forces nous manquent, parce qu'il faut plus d'effort pour affermir, roidir & faire agir des muscles relâchés, que pour faire agir ceux qui ont leur tension naturelle; la respiration se fait par l'action des muscles, elle devient donc plus gênée; le cœur est un muscle, il pousse moins aisément nos liqueurs, on transpire moins, l'estomac a moins d'activité; de

ſentiment, les organes moins de ſenſibilité, l'eſprit moins de liberté, à moins qu'une trop grande ſéchereſſe des ſolides & des fluides, ſur-tout de la poitrine, ne ſe trouve par-là corrigée: les fibres torſes, telles que celles des cordes, ſe raccourciſſent par l'humidité, & ſe renflent; mais c'eſt tout le contraire de celles de notre corps qui ſont compoſées de fibrilles ſimplement appliquées les unes à côté des autres. Les goutteletres d'eau ſont ſphériques, elles ont une gravité ſpécifique, moindre que nos parties; les molécules, ſelon les expériences de M. Muſchembroeck, ont au plus $\frac{1}{20400}$. partie de pouce en diametre, leur gravité ſpécifique ne differe gueres que d'un 25e. de celle de nos parties: or, plus il y a d'affinité dans la gravité ſpécifique, plus forte eſt l'adhéſion; donc ces molécules d'eau doivent s'inſinuer de force dans tous les tuyaux & pores de calibre, les pénétrer, ſéparer les fibrilles, faire qu'elles ne ſe touchent que par des points ayant des spheres interposées, au lieu qu'elles se touchoient par des lignes; l'adhésion, étant en raison du nombre des points contingents, & comme les cubes des proximités, doit diminuer de beaucoup, tous les solides doivent se ramollir, s'alonger, comme je l'ai éprouvé en humectant des cheveux, & comme il arrive aux membranes des tambours, les fluides deviennent plus aqueux, perdent de leur saumure naturelle, & de ces principes s'ensuivent les phénomenes ci-dessus énoncés.

128. La chaleur diminue le ressort de l'Air libre, l'humidité le diminue aussi; donc si ces deux causes concourent, comme quand il regne un vent marin, un vent de midi, la respiration sera plus gênée: la chaleur & l'humidité relâchent nos fibres, ce qui les relâche diminue la force musculaire qui est nécessaire pour la circulation, la respiration & les actions volontaires; donc quand ces deux causes concourent ensemble, toutes nos actions, soit naturelles, soit libres, doivent

devenir plus foibles ou plus laborieuses, comme l'expérience le fait voir. Si on suppose, ce qui est vraisemblable, que chaque molécule d'Air est enveloppée de rayons électriques qui tiennent ces molécules à une grande distance entr'elles par la force répulsive propre à ces rayons, comme on sait que la chaleur humide détruit l'électricité, on pourra concevoir que l'Air chaud & humide perdra de son ressort, ou sera réduit à un moindre volume; mais il faut attendre un plus grand nombre d'expériences pour confirmer cette théorie.

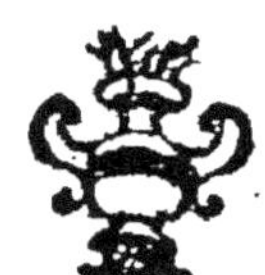

TROISIEME PARTIE.

Action de l'Air impur sur le Corps Humain.

129. LES émanations salines, sulphureuses & autres, forment des exhalaisons, des vapeurs & des fumées qui, à proprement parler, ne sont pas de l'Air, n'en ayant pas les propriétés; mais qui s'y trouvent mêlées, & en alterent les qualités : les Volcans donnent des exhalaisons sulphureuses & ignées, mêlées de cendres; les eaux, les terres, les végétaux, les animaux donnent des exhalaisons humides qui sont souvent funestes à la santé; les cheminées, fourneaux, &c. fournissent des fumées ou exhalaisons salines, chaudes & humides dont les qualités varient selon les matieres exhalées.

130. Pour développer la maniere dont ces vapeurs nuisent à l'hom-

me, il faut les considérer en elles-mêmes, & voir ensuite quelle est la disposition de nos poumons sur lesquels leur action se fait le plus sentir. Nous avons vu l'action méchanique de l'Air en masse, sa pression, son impulsion; nous avons considéré l'action physique de ses molécules, pures au dedans & au dehors du corps; nous avons vu qu'il se mêle intimement à nos liqueurs, qu'il fait une partie même de nos solides: voyons comment il porte dans la masse du sang les parties hétérogenes dont il est chargé accidentellement.

131. Nous pouvons considérer l'Air, ainsi que tous les fluides, comme composé de petites spheres; ses molécules sont-elles en tourbillon? ont-elles une Athmosphere d'éther ou de matiere électrique rangée en forme de rayons? sont-ce dans les vapeurs des gouttes d'Air renfermé dans une bulle d'eau? C'est ce qu'il seroit mal aisé de décider avant que la Physique ait été poussée plus loin; on sait seulement

qu'il y a des interſtices entre les molécules des fluides, & que dans un eſpace occupé par des ſpheres auſſi petites qu'on voudra, les interſtices ſont à la ſolidité des ſpheres comme 10. à 11. ces interſtices peuvent donc contenir autant d'autre matiere, à un onzieme près, qu'il y en a dans les ſpheres; pourvu que les molécules de cette matiere étrangere ne ſoient pas plus groſſes que la cavité de ces interſtices.

132. Le ſang eſt viſiblement compoſé de globules dont le diametre eſt la 2000e. partie (*f*) d'un pouce; les interſtices qu'ils laiſſent ſont triangulaires: l'Air, dont les molécules, ſelon l'expérience de M. Muſchembroeck (*g*) n'ont tout au plus que la 20400e. partie d'un po[illegible], s'y logera tout à ſon aiſe: mais les molécules des corps, de la groſſeur deſquelles dépendent les couleurs & vraiſemblablement auſſi les ſaveurs,

(*f*) Jurin, Diſſertation Phyſico-mathémat. ann. 1732. pag. 46.

(*g*) Phyſique, tom. 2. 72, 1409.

ne sont que de quelques millioniemes de pouces (*h*); ainsi rien n'empêche que dans les interstices même de l'Air qui se trouve logé dans le sang, il ne se trouve des molécules salines, sulphureuses & autres; desquelles dépendent les saveurs & les autres propriétés. La prodigieuse quantité d'exhalaisons puantes que fournissent les substances animales en pourrissant, & leur extrême volatilité, n'est-elle pas une preuve que ces substances sont en grande partie composées d'un Air extrêmement subtil, chargé de parties huileuses & salines, que la putréfaction dégage, & qui auparavant avoient une adhésion considérable dans les interstices de ces mêmes parties, avant que la putréfaction en les dissolvant n'en eût diminué la viscosité, & que la chaleur n'eût raréfié cet Air?

133. Les poumons sont des especes de soufflets soudivisés intérieurement, par des cloisons extrême-

(*h*) Newton, Ophtiks part. 3. propos. 7.

ment fines, en tant de cellules que la ſomme de leurs ſurfaces intérieures, eſt, ſelon le calcul de M. Hales, 41635. pouces quarrés, ce qui eſt 19. fois la ſurface de la peau. Ces véſicules ſont couronnées en dehors d'un réſeau admirable des vaiſſeaux ſanguins; mais ces véſicules doivent être étendues, ſans quoi ces vaiſſeaux, au travers deſquels tout le ſang paſſe d'un ventricule du cœur à l'autre, ſe trouvent pliſſés; ces véſicules ſont toujours dans un effort pour ſe reſſerrer, & ſi l'Air qui les diſtend & qui ne s'en échappe pas aiſément, vient à en être chaſſé comme quand on fait bouillir par degrés les poumons (*i*) d'un jeune ſujet dans l'eau, l'Air étant ſorti avec une écume gluante qui coule durant pluſieurs heures,

---

(*i*) Ayant chaſſé l'Air des véſicules des poumons d'un jeune ſujet par l'ébullition, je trouvai que ce poumon vuide d'Air étoit réduit à un volume 12. fois moindre qu'auparavant; la ſimple compreſſion m'a donné le même réſultat à peu près.

le poumon se trouve extrêmement condensé, & réduit à un espace douze fois plus petit, comme je l'ai trouvé par cette expérience, alors il est d'un 25e. plus pesant que l'eau, au lieu qu'auparavant il surnageoit.

134. L'Air frais qui entre dans ces vésicules si étroites, qu'il faut un bon microscope pour les distinguer, se trouve séparé du sang par une lame aussi mince que la toile d'araignée; aussi une fois que par des lotions ou des injections d'eau froide par l'artere pulmonaire, on a enlevé au bout d'une heure cette viscosité écumeuse qui les enduit en dedans, les globules de sang, poussés seulement par trois pouces de hauteur, passent de suite dans ces vésicules, & l'eau sanglante injectée ainsi coule autant par la trachée-artere que par les veines pulmonaires, comme je l'ai éprouvé.

135. Si l'on renverse un Figon (k) plein d'Air sur du sang conte-

(k) *Figon* est un Godet de verre de la grosseur & de la figure d'une figue.

nu dans une poëlette, purgé de sa partie fibreuse pour en conserver la fluidité, en quelque temps le sang monte dans le fond du Figon; ce qu'il ne peut faire qu'en absorbant cet Air: M. Boerhaave a fait voir que chaque fluide, & le sang nommément, se saoule, dès qu'il est exposé à l'Air, d'une quantité d'Air déterminée; rien n'empêche donc le sang pulmonaire qui se trouve en contact avec l'Air de s'en charger si la quantité qu'il avoit est diminuée: or par la circulation elle diminue; car cet Air est absorbé ou détruit par les exhalaisons des Animaux; c'est donc dans les poumons principalement que se fait la réparation de cette perte.

136. Les veines & les arteres pulmonaires dans leurs ramifications s'étendent suivant la direction des bronches, & laissent des angles plus ou moins aigus entre leurs rameaux, grands & petits, selon que les poumons sont resserrés ou dilatés; mais les poumons sont capables de se resserrer par leur ressort

(*l*) jusqu'à n'occuper presque qu'un douzieme ou un dixieme de la capacité de la poitrine prise dans sa plus grande amplitude, comme je l'ai mesuré de trois façons différentes, donc les sinus des angles que font ensemble ces vaisseaux sanguins peuvent être, tantôt 10. fois plus grands, tantôt 10. fois plus petits.

137. Quand les sinus de ces angles sont fort petits, le sang ne peut plus passer des arteres dans les veines, & de-là vient que les animaux meurent dans la machine du vuide, & que ceux auprès de qui la foudre est tombée & qui sont morts dans cet Air extrêmement affoibli, ont les poumons extrêmement affaissés (*m*); c'est la pression de l'Air inspiré qui dilate ces vésicules, & cela avec d'autant plus de forces qu'il excede davantage

---

(*l*) Je l'ai mesuré en plongeant le poumon tantôt affaissé, tantôt soufflé dans l'eau.

(*m*) Les anciens Mémoires de l'Académie.

le

le ressort de l'Air thorachique (*n*); c'est-à-dire, d'autant qu'il est plus dense que cet Air intérieur, ou que cet Air thorachique est plus affoibli. Cet Air thorachique est d'autant plus foible, que les parois de la poitrine, & sur-tout le diaphragme, se dilatent davantage, comme dans les grandes inspirations; car les densités de l'Air enfermé, sont réciproques aux amplitudes des espaces dans lesquels il s'étend. Ainsi quand l'Air qu'on respire est extrêmement condensé, sans que le thorachique le soit, quand l'Air externe est poussé de force dans les poumons, comme par un soufflet, & qu'enfin l'Air thorachique est affoibli, les poumons doivent être distendus & leurs vésicules très-enflées.

(*n*) L'existence de l'Air thorachique, se prouve par l'expérience de Mr. Hales, Hemastatique, Expérience 12. par celles de Mr. Hamberger (Thés. *de Respiratione*) par celle de Mr. Liebetkühn. Si on étrangle un Chien, qu'on lui ôte le poil de la poitrine, qu'on le plonge ainsi dans l'eau, ayant enfoncé un scapel dans la poitrine, on en voit sortir *des bulles d'Air.*

138. Les tuyaux qui ne ſont pas ridés tranſverſalement, ne peuvent être alongés par des cauſes qui leur ſont extérieures ſans ſe retrécir. Si on tire une carotide applatie & ſerrée par les deux bouts entre deux étaux, les bords qui d'abord étoient paralleles, font enſuite une courbure vers l'axe, qui, avant que la carotide ſoit prête à caſſer, ne laiſſe à l'artere que la moitié de ſa largeur, & ſi l'artere étoit alors ouverte ou cylindrique au commencement de l'expérience, elle perdroit ſa figure & ſon calibre, au milieu feroit le quart de ce qu'il étoit auparavant: il eſt vrai que les vaiſſeaux ſanguins des poumons ſont ridés tranſverſalement, & qu'étant modérément alongés, ces plis internes s'effacent, & leur cavité en devient plus grande: c'eſt ainſi qu'une médiocre inſpiration rend le paſſage du ſang plus lent à travers les poumons; mais ces plis une fois effacés, plus ces vaiſſeaux ſont alongés, plus leur calibre ſe retrécit dans la raiſon doublée de leur alongement.

139. J'ai trouvé en meſurant le poumon, tiré par un poids, ou rempli d'eau de la hauteur de la trachée, qu'il devenoit deux fois plus long qu'on ne le trouve dans la poitrine après la mort; donc les vaiſſeaux qui le compoſent s'alongent par violence dans le même rapport: or comme ce ſont les bronches qui, comme des tuyaux de lunettes, ſe développent quand l'Air les pouſſe, alongent ces vaiſſeaux, ils peuvent auſſi les rendre quatre fois plus étroits; cette même preſſion qui dans un degré plus bas rendoit le paſſage du ſang auſſi libre qu'il puiſſe être, le gêne par une autre raiſon, c'eſt qu'elle comprime les vaiſſeaux réticulaires & les applatit, comme on voit que l'injection de vif-argent dans les arteres de l'eſtomac, eſt obligée d'en ſortir quand on diſtend l'eſtomac, en le rempliſſant d'Air ou d'eau.

140. La reſpiration ne facilite donc le cours du ſang dans le poumon, que quand elle eſt également éloignée de la grande inſpiration,

& de la grande expiration, lesquelles en arrêtent également le cours. Pour mieux m'assurer de cette derniere vérité, je fis couler dans l'artere pulmonaire d'un cadavre humain récent de l'eau tiede, d'une hauteur constante par un tube de fer, cette eau sortit par les veines & par la trachée, alors je soufflai fortement de l'Air par la trachée, je vis élever l'eau dans le tube & les veines pulmonaires cesserent pendant tout ce temps d'en donner. Je muselai un chien avec une vessie pleine d'Air, l'animal respiroit très-librement cet air tant que la vessie étoit pleine, en peu de minutes les trois quarts de cet air furent absorbés ou détruits, l'animal souffrit & respira très-frequemment, le pouls en devint fort petit; ensuite ayant rempli de nouveau la vessie d'Air frais, & l'ayant pressée très-fortement pour dilater les poumons, la respiration qui étoit redevenue facile, devint extrêmement laborieuse, le pouls redevint petit, & l'animal étoit encore prêt d'étouffer, comme Mr. Hales l'avoit observé. (o)

141. La circulation est la mesure de la vie ; dès qu'on intercepte la circulation d'un ventricule du cœur à l'autre, la mort qui s'ensuit est d'autant plus prompte qu'on arrête la plus grande quantité du courant total du sang, & qu'on l'arrête en moins de temps ; ce qu'on prouve en liant dans des chiens, à l'un les crurales seules, à l'autre les crurales & les carotides, à l'autre l'aorte au sortir du cœur ; car celui à qui on lie les seules crurales vit deux fois plus que celui à qui on lie aussi les carotides : tout le courant du sang passe dans les vaisseaux réticulaires des poumons ; donc si on vient à arrêter tout d'un coup le sang dans ce réseau, l'animal meurt sur le champ ; si on retrécit

(o) On prouve le passage de l'Air dans le sang, non en masse, mais dissout en ses molécules par la couleur vermeille du sang de la veine pulmonaire, par la nécessité dont il est à la vie, par la quantité considérable que la respiration en détruit, par

ce passage d'un tiers, d'une moitié, l'animal suffoque, & agonise plus long-temps.

142. J'ai cru devoir développer le méchanisme dont l'air condensé, ou au rebours raréfié, ou enfin infecté de vapeurs qu'on appelle malignes, tue en peu de temps les animaux; car on croyoit qu'il agissoit par des qualités occultes & pestilentielles, dont on n'avoit qu'une idée extrêmement confuse, & il est bon de s'en former des idées distinctes. Il restera encore à trouver comment certaines exhalaisons gênent le cours du sang dans les poumons, & comment cette gêne rend la respiration plus fréquente & plus laborieuse.

143. Par quelque cause que le passage du sang, à travers le réseau de Malpighi soit retréci, la quantité qui y passera sera comme les orifices restants, & comme la

---

l'odeur de violette que les vapeurs de thérébentine respirées donnent aux veines. Voyez la These de Mr. Dan. Bernoilli, *De respiratione*, à Bâle.

racine des forces du ventricule droit, & des forces avec lesquelles les parois de la poitrine en s'abaissant exprimeront ce sang du poumon; ces forces restant les mêmes le ventricule droit pourra fournir autant de sang qu'auparavant, parce que les vaisseaux pulmonaires sont aussi susceptibles de dilatation que les poumons mêmes: c'est ce dont je me suis assuré en voyant le renflement étrange du poumon entier, quand je faisois couler de l'eau d'un tube de trois pieds de hauteur dans l'artere pulmonaire, le poumon après certain temps devient blanc comme neige, l'eau s'échappant de tous côtés en dehors par la trachée & par les veines, & nonobstant ces issues le volume devient plus grand que la capacité de la poitrine dilatée.

144. Les poumons sont donc une espece de retraite dans laquelle le sang chassé de toutes les autres parties du corps s'accumule, & en effet les arteres pulmonaires, dont le tronc n'a que le calibre de l'aorte, ont le tiers seulement de leur épaisseur, &

les veines pulmonaires ne sont pas si épaisses que la cave, à égale distance du cœur; donc ce sont à égale distance du cœur les vaisseaux les plus dilatables du corps, à peu-près dans le rapport du quarré de trois au quarré de deux, à raison de l'épaisseur de leur parois & de leur souplesse: mais de plus ces vaisseaux sont ridés transversalement, & ces rides effacées, ils contiennent plus de sang; donc ces vaisseaux, à égale force du cœur, doivent se dilater & contenir beaucoup de sang en réserve. (p)

145. Mais si, à mesure qu'ils sont gorgés de sang, la force du cœur & celle qui resserre la poitrine vient à augmenter, alors le sang est obligé de couler dans les veines avec une vîtesse relative à la racine de ses forces, & avec une quanti-

(p) Mrs. Keil & Boerhaave ont cru que le principal usage du poumon est de broyer le sang; ils ont choisi pour broyer un corps, le viscere le plus mou du corps & qui flotte entre deux airs; le cœur & les molécules, sur-tout de la Poitrine, sont

té qui répondra, tant à cette vîtesse, qu'à la liberté que ces vaisseaux acquierent, quand les poumons, réduits dans un état moyen, entre la plus grande inspiration & la plus grande expiration, les vaisseaux sont le plus ouverts qu'il est possible.

146. Donc quand le sang s'est accumulé dans les poumons, ce qui arrive en montant les degrés, en comprimant le bas-ventre d'un animal, en courant, dans une violente colere, &c. il doit survenir une oppression de poitrine qui détermine le cœur à battre plus souvent & plus fortement; la poitrine sera agitée par une respiration courte & fréquente, parce que c'est le seul moyen de délivrer les poumons de ce sang qui les surcharge, & de différer la mort qui menace par l'in-

---

bien plus propres à cette opération : on ne s'avise pas de choisir deux carreaux de plumes pour écraser un corps entre deux, on prend des corps durs qui frappent contre d'autres qui résistent.

terception du ſang : & c'eſt ce qui arrive effectivement, non ſeulement dans le cas où le ſang s'accumule dans les poumons, parce qu'il eſt exprimé de tous les muſcles du corps, mais auſſi quand il s'y accumule, parce que le réſeau des véſicules eſt retréci par quelque cauſe que ce ſoit.

147. Voilà donc la raiſon méchanique des ſyncopes, des eſſoufflements, & des autres plus violents ſymptomes qu'excitent les vapeurs malignes ; car on conçoit aiſément que, ſi le ſang ne peut traverſer le poumon, nonobſtant l'augmentation des forces du cœur & de la poitrine, il doit s'enſuivre une mort plus ou moins prompte, ou des ſyncopes mortelles : s'il ne paſſe qu'en petite quantité, nonobſtant ces efforts, alors le ſang qui revient, ſur-tout du cerveau, s'accumulera dans l'oreillette droite, les jugulaires & le cerveau, ce qui fera mourir ces perſonnes d'apoplexie comme ceux qu'on étrangle ; & dans ces angoiſſes violentes l'animal fera avant que de mourir les derniers efforts qu'on

appelle des mouvements convulsifs, toutes choses qui suivent l'action de ces sortes de vapeurs quand elles sont extrêmement venimeuses.

148. Examinons maintenant ces vapeurs & nous concevrons aisément leur maniere d'agir, si nous prenons pour principe d'expérience que les poumons sont extrêmement sensibles à l'attouchement des matieres auxquelles ils ne sont pas acoutumés. En effet quelque doux ou fade que soit un corps qu'on vient à inspirer en riant, comme une goutte d'eau ou de lait, une mie de pain, on sent une irritation qui excite une toux violente jusques à ce que ce corps étranger ait été mis dehors, le sang lui-même, dès qu'il vient à s'extravaser dans cette cavité excite la même toux: L'air est le corps à l'attouchement duquel le poumon est fait dès la naissance, encore cet air se met dans une température à peu près la même avant d'être inspiré; (q) que sera-ce si cet

(q) L'opinion de Mr. Helvetius, que le

air eſt chargé de parties venimeuſes, acides, alkalines, ſulphureuſes, adſtringentes, corroſives? Au lieu qu'une mie de pain n'irrite que quelques points, cette exhalaiſon irritera l'immenſe ſurface des véſicules, & les obligera à ſe reſſerrer d'une façon convulſive, & ce qui confirme cette vérité eſt que, comme on s'accoutume à tout, quand les animaux ont été expoſés quelquefois à ces vapeurs qui les ont réduits aux abois, ſi on les expoſe enſuite, ils réſiſtent plus long-temps à leur malignité, ou même n'en ſont point incommodés, comme l'a obſervé

ſang ſe condenſe ſenſiblement par le froid de l'air inſpiré, eſt démentie par l'expérience. J'ai entouré de glace la boule d'une eſpece de Thermometre, rempli de ſang au ſortir de la veine en été, il ne s'eſt pas condenſé d'une quantité que mes ſens aient pu appercevoir, ce qu'il avance ſur le calibre des veines pulmonaires, eſt contredit par les meſures anatomiques; j'ai trouvé les veines à égale diſtance du cœur dans le rapport au calibre des arteres de 26. à 21. & cela dans des ſujets dont les poumons étoient ſains.

Mr. Desagulliers. N'est-ce pas par cette raison qu'on risque le plus au commencement d'un changement d'air, comme quand les Européens passent en Amérique, & qu'ensuite ils s'y accoutument, & n'en sont plus tant incommodés.

149. Qu'on ne nous objecte pas qu'il y a des vapeurs qui suffoquent & qui n'ont aucune mauvaise odeur ni de mauvais goût, telle que les mouffettes, l'air qui a passé sur l'esprit de vin, l'esprit recteur de vin qui fermente, &c. car il faut mettre en fait, que chaque partie a son sentiment particulier, & que comme la lumiere, qui n'affecte pas l'oreille ni la langue, affecte (r) vivement la rétine, comme la gomme gutte & le jalap, qui n'affectent pas la langue, affectent fortement l'estomac & les boyaux ; le vin-émétique, qui n'irrite ni la langue ni les yeux, irrite puissam-

(r) Dissertation sur la maniere d'agir des Médicaments, par Mr. de Sauvages nombre 71. ci après.

ment l'estomac; de même telle vapeur n'affecte ni le nez ni la langue, qui irrite fortement la membrane interne des poumons: mais par la même raison, un corps qui est agréable à l'odorat, comme l'esprit-de-vin, peut irriter vivement la trachée-artere, ainsi qu'il irrite les yeux. L'huile qui calme les irritations faites sur la langue, est comme corrosive pour les yeux; on ne doit donc pas être surpris, si des vapeurs astringentes & irritantes pour différents organes, comme la fumée, la vapeur de souffre brûlant, de charbon de bois, de terre, les exhalaisons des cadavres, des cloaques qui ont une âcreté manifeste pour les yeux & le nez, fassent de puissantes impressions sur les poumons.

150. Les exhalaisons nuisibles, qui n'agissent point par âcreté, nuisent, ou en détruisant le ressort de l'air, ou en détruisant l'électricité qui en est inséparable, & qui vraisemblablement produit le ressort; c'est ainsi que la pousse ou mouffette détruit si fort le ressort de l'air,

que la voix des animaux qui meurent dans cette vapeur, ne peut se faire entendre quoique de fort près : c'est ainsi que la vapeur qui sort des poumons de l'homme, détruit 100. pouces cubes d'air par minutes, selon Mr. Desagulliers, ou la 15e. partie de l'air respiré, selon Mr. Hales. C'est ainsi qu'une chandelle de six à la livre, détruit en brûlant par ses vapeurs sulphureuses autant d'air que l'homme & que le souffre allumé : le Charbon de pierre, la charpie brûlée détruisent une grande partie d'air en lui ôtant son ressort ; il n'est donc pas surprenant que la flamme des bougies s'éteigne sur le champ dans ces vapeurs quand elles sont denses, & que les animaux y périssent de suffocation.

151. Nombre d'expériences portent à croire que le fluide nerveux n'est autre chose qu'une matiere électrique, chargée de quelques molécules de lymphe extrêmement atténuée ; il n'est gueres possible sans cela d'expliquer la promptitude du mouvement & du sentiment ; mais

ces preuves seroient trop longues à déduire. Ce fluide nerveux ne peut perdre de son activité que l'animal ne tombe dans la défaillance, l'assoupissement & la langueur; sans rechercher ici si cette matiere électrique entre par les poumons avec l'air comme son véhicule, ou autrement, il suffit de savoir, que les mêmes vapeurs qui détruisent le ressort de l'air, détruisent l'activité de la même matiere électrique, selon les expériences de tous les Physiciens modernes. (*f*)

152. C'est ainsi que l'électricité se perd dans des chambres que la respiration & la transpiration d'une nombreuse assemblée rend chaudes & humides, dans le temps que le vent de mer soufle, ou qu'il est chaud & humide, dans la vapeur du charbon, dans les pousses ou mouffettes (selon les expériences de Messieurs de l'Académie des Sciences de Toulouse;) car ayant plongé un fil de fer bien électrique dans un

(*f*) Mémoires de l'Académie, 1745. 46.

puits rempli de cette vapeur méphytique, le bout qui en ſortoit ne donnoit point de marques d'électricité.

153. Il ſuit de ce que nous venons de dire & des expériences qui prouvent que la plupart des vapeurs qui nuiſent à l'homme ſont en même temps âcres, puantes & capables d'éteindre l'activité du fluide électrique, de détruire le reſſort de l'air ; il ſuit, dis-je, que leur malignité, c'eſt-à-dire, la faculté qu'elles ont de nuire, ſera en raiſon compoſée de celle de l'intenſité de leur acrimonie, de celle de leur denſité, du temps durant lequel l'homme y ſera expoſé, de la ſenſibilité & foibleſſe du ſujet, & de la force qu'auront ces vapeurs de détruire le reſſort de l'air, & l'activité du fluide nerveux. Mr. Deſaguilliers, ayant vuidé d'air un grand récipient, y conduiſit, par un cube de fer, de l'air qui paſſoit par un fourneau où étoit un cube de cuivre rougi au feu : une autrefois il y employa un cube de fer également rougi. Une linote miſe dans ce récipient

y vécut sans aucune incommodité plus de demi-heure; mais y ayant employé un cube de laiton rougi au feu une autre linote périt dans cet air en deux minutes, l'air étant infecté des vapeurs de la pierre calaminaire. Ayant fait passer dans ce récipient de l Air passé à travers la flamme du bois & une autrefois à travers celle de l'esprit de vin, l'oiseau périt sur le champ dans cet air. Les Chandelles s'éteignent dans la vapeur qui fait périr les animaux, & dans la vapeur des meches souffrées, dans celles d'autres chandelles; mais il est vrai qu'en s'éteignant elles absorbent une partie de la vapeur, & par-là elles purifient cet air: c'est ainsi que le tonnerre, ou l'éclair, purifie l'air en détruisant les exhalaisons sulphureuses qui lui donnent naissance. Si on remplit un récipient de vapeur de souffre allumé, & qu'on le renverse sur un bassin d'eau, on verra l'eau s'élever sous le récipient à un quart de sa hauteur pour remplacer l'air qui a été détruit.

154. De toute la surface de la terre, il s'éleve par l'action de la chaleur souterreine, dont le degré est 10. au Thermometre de Mr. de Reaumur, une vapeur plus ou moins abondante, plus dense que l'air qui se répand quand rien ne l'arrête & qui retombe le soir en forme de rosée ou de *serein* entre 7. & 8. heures en Hyver, entre 8. & 9. en Eté; quand la chaleur de l'air qui la tenoit divisée vient à manquer, les gouttelettes se rapprochent & forment des gouttes que l'Air ne peut plus soutenir; cette vapeur est assez âcre en certain pays pour picoter les yeux & causer des ophtalmies, comme je l'ai éprouvé souvent. Elle a fourni aux Chymistes un sel extrêmement actif que Sennert a cru ammoniacal, mais qui doit varier selon les pays. Il tombe, selon l'estimation de Mr. Muschembroeck, 4. liv. 6. onces de cette vapeur sur chaque pied carré par année, & environ 16. pouces de hauteur sur toute la terre; cette rosée peut donc occuper une hauteur 900. fois plus

grande, ou de 1200. pieds si elle avoit la rareté de l'air.

155. Cette vapeur est fournie par la transpiration de la terre, & par celle des arbres qui est plus travaillée, & plus prompte à se gâter, selon l'observation de Mr. Hales; aussi est-elle plus abondante dans les lieux plantés d'arbres, ce qui rend mal-saines les habitations trop proches des forêts.

156. Quand cette vapeur s'éleve trop copieusement, comme il arrive vers le matin, alors elle forme un brouillard qui en certain pays est nuisible & cause des gouëtres cathareux aux moutons: J'en ai senti qui avoient une odeur très-forte dans une campagne abondante en différentes mines. Ces mêmes brouillards s'il avoient été plus élevés auroient formé des nuées que nous pouvons croire souvent sulphureuses & salines, par les explosions (t)

(t) Journal des Savants du 11. Janvier 1666. Mr. Muschembroeck, Phys. pag. 781.

que forme la foudre peut-être nitreuſes, ſelon Mr. Clayton. (*u*)

157. Mais quand cette vapeur eſt retenue dans une cave, un tombeau, ou une cîterne, &c. ſans pouvoir s'échapper, elle s'y condenſe, & acquiert tant d'âcreté, que c'eſt le poiſon le plus affreux qu'on puiſſe imaginer. La flamme des plus gros flambeaux s'y éteint ſur le champ; les oiſeaux, les quadrupedes, les hommes y périſſent en moins d'une minute: elle n'eſt pas exempte d'âcreté, témoins la cuiſſon que ſentit aux yeux avec forte inflammation un homme de *Faillies* en Bearn, qui deſcendit dans un puits méphytique où trois autres avoient péris; (*x*) celui à qui pareille aventure à Rennes arriva, & qui fut le ſeul de quatre qui ne périt pas, il ſentit un feu brûlant dans les entrailles, quoique l'eau de ce puits fût bue journelle-

(*u*) Mr. Glayton, Philoſoph. Tranſact. n. 452.

(*x*) Journal des Savants, 7. Février 1667. Obſervations curieuſes. T. I.

ment ſans incommodité. On a grand nombre d'exemples pareils. (*y*)

158. Non-ſeulement on trouve de ces vapeurs appellées *pouſſe* ou mouffette, dans tous les endroits ſouterreins exactement fermés, & qui ne ſont point pavés, mais encore en plein air, comme à la grotte du Chien près de Naples, à *Perauls* près de Montpellier, auprès de Toulouſe, au fond des mines profondes, dans les endroits qui n'ont point d'iſſue, comme l'a obſervé Mr. le Monnier. Ayant examiné avec ſoin deux ou trois de ces méphytes ou mouffettes, & les ayant comparé avec celles des caves où l'on enterre les morts, je n'y ai trouvé de différence que dans l'odeur: la mouffette de Perauls ſort d'une mare d'eau où bien des gens ſe baignent en été, de même que

(*y*) Hiſt. de l'Académie 1701. pag. 18. 1710. pag. 17. Extrait de la Société Royale de Montpellier, par Mr. Haguenot 1746. Act. Upſalienſis, Academ. 1746. à Franc. de Sauvages.

d'un puits ſouvent à ſec, dont autrefois même on buvoit l'eau ; tout le terroir bouillonne, même quand il pleut, de même que cette mare appellée pour cela *Boulidou*, quand les eaux pluviales y ſont ramaſſées. Si on met deux tonneaux défoncés l'un ſur l'autre ſur ce terrein pour en ramaſſer la vapeur, elle s'y éleve peu à peu à quelques pieds de hauteur : cette vapeur ſe diſtingue à la vue, par un peu moins de tranſparence que l'Air ordinaire ; des expériences chymiques y font découvrir un peu d'acidité, l'odeur n'eſt pas ſenſible.

159. Si on prend de cette vapeur dans une bouteille à large goulot, elle s'évapore aiſément ; mais en bouchant la bouteille, on la conſerve tant qu'on veut. On la verſe d'une bouteille dans une autre ſans voir rien couler ; mais on le connoît par l'extinction des chandelles qu'on expoſe à ſon courant, on voit qu'elle occupe le fond de la bouteille, parce qu'il faut porter les chandelles juſques-là pour les étein-

dre, quand la bouteille a été quelque temps débouchée; au bout de plusieurs mois, si on met un rat, un oiseau dans cette bouteille, il y périt en très-peu de temps, quoique la bouteille soit ouverte alors.

160. Or, ce que je dis de la pousse de Perauls, se trouve exactement le même de celles des caves de toutes les églises sans exception. Les enterreurs le savent bien; ils ont la précaution d'ouvrir ces tombeaux long-temps à l'avance pour laisser sortir la vapeur, & ce n'est que dans ces caves que j'ai cru distinguer la pousse, de l'air ordinaire: quand ces vapeurs ne sont pas entiérement exhalées, les enterreurs se gardent bien de s'y baisser pour coucher les bieres à terre; ils les laissent tomber de leur hauteur. Mr. Haguenot (z) rapporte que trois personnes qui faisoient pour la premiere fois la fonction d'enterreurs, périrent dans la cave

(z) Extrait de l'Assemblée publique de la Société Royale, à Montpellier, 1745.

de l'Eglise de Notre-Dame au mois d'Août 1744. on observa que ces personnes qu'on voyoit se démener, halcter, tomber en convulsion, se faisoient à peine entendre, quoiqu'à la distance d'une toise de cent assistants. J'ai observé de même, que des chats miauloient dans un puits méphytique sec; mais j'avois grande peine à distinguer le son, quoique je visse ouvrir la gueule, c'est que cette vapeur n'a pas le ressort de l'Air, elle est pourtant compressible presque autant que l'Air; mais c'est qu'elle est mêlée d'un peu d'Air dont elle diminue l'élasticité.

161. Cette humidité manquant d'Air, absorbe sur le champ la flamme & éteint de gros flambeaux sans aucun reste de lueur ni de fumée, parce qu'il faut de l'Air pour cette fumée même: les oiseaux, les chiens, les chats périssoient dans ces caves en un tiers de minute au moins, & en deux minutes au plus: un des hommes qui y périt pour en retirer son frere, s'étoit muni d'eau de la reine d'Hongrie, ce qui fit qu'il resta plus long-temps que tous avant que de périr: des bouteilles remplies de cette pousse au bout de plus

ſieurs mois, avoient la même propriété que celles de la mouffette de Pérauls.

162. On doit bien attribuer en partie la malignité des vapeurs de ces tombeaux à l'exhalaiſon des cadavres. Tout le ſol étoit imbibé d'une liqueur jaune qui infectoit, de même que les hommes & les animaux qui l'avoient touchée: mais qui peut ne pas admirer la pénétration de ces vapeurs dans le corps? Mr. Sarrau, fils du Chirurgien, fut le ſeul qui ſe tira de ce danger, outre des pâmoiſons & des mouvements convulſifs que la terreur lui cauſa durant vingt-quatre heures; mais ayant changé d'habits, de linge & s'étant lavé avec de l'eau ſans-pareille, il rendoit encore quinze jours après une odeur ſemblable à celle de cette cave.

163. Trois hommes qui à Rochefort ſe trouverent près d'un tonneau d'eau, qui fut ouvert après avoir été long-temps fermé, & avoir pourri, tomberent morts ſur le champ, & leurs cadavres devinrent bien-tôt livides. Les cadavres qu'on tira aſſez tôt d'une caverne méphytique, à cinq lieues de Paris, étoient déjà

bleus & très-puants. Ceux qu'on tira de la cave d'un boulanger de Chartres étoient dans le même état (a).

164. Voilà une vapeur composée, comme tous les corps pourris, d'un sel alkali volatil, de souffre aussi très-volatil, qui pénetre dans le sang, qui le corrompt en peu de temps ; elle y entre par les poumons sur-tout, comme y entre la vapeur de la térébenthine qu'on distille & qui donne l'odeur de la violette à ceux qui respirent cet Air : doit-on être surpris que des tas de cadavres humains, qui restent sans sépulture, excitent des maladies épidémiques, malignes ou pestilentielles ? J'ai observé que les cadavres de ceux qui meurent de ces maladies ne peuvent se garder vingt-quatre heures sans se pourrir.

165. Faut-il s'étonner si l'Air infect qui se trouve entre les deux ponts des Vaisseaux, dans les hôpitaux malpropres, dans les prisons, attire le scorbut ? Ne devroit-on pas défendre d'inhumer les cadavres dans les Eglises, ou, si on ne peut y parvenir, au moins

(a) Observ. curieuses sur la Physique, T. I.

faire communiquer toutes ces caves à deux soupiraux faits en conduits de cheminées, qui allassent jusqu'au toît? Si on doute que ces vapeurs puissent pénétrer dans l'intérieur de nos corps & porter jusqu'aux nerfs & au cerveau, qu'on considere ce qui arrive dans une expérience aujourd'hui fort connue; on écrit avec de la dissolution de Saturne sur du papier, les caracteres sont invisibles; on place ce papier dans l'épaisseur d'un gros volume; d'autre part on approche un papier barbouillé d'un mêlange d'eau de chaux & d'orpiment, & en quelques secondes la vapeur pénétrant l'épaisseur du volume chargé d'un grand poids, épaisseur que des balles de mousquet ne pénétreroient pas, va colorer & rendre visibles les caracteres.

166. Finissons par les moyens de prévenir l'effet de ces vapeurs. On sait que l'Air pur, froid & sec est le plus sain de tous; que le vent frais est ce qu'il y a de plus propre à le purifier; que la chaleur & la légéreté de l'Air qui regne dans le vent de Midi est ce qu'il y a de plus propre à retenir les vapeurs à la surface de la

terre, & qu'ainsi on doit habiter des lieux un peu élevés, exposés au vent du Nord, éloignés des bois, prairies, rivieres, & sur-tout des marais; car quand les eaux baissent comme au printemps, les poissons, les insectes & les plantes (la plupart puantes comme le lustre d'eau, & âcre comme les renoncules, cigues, &c.) venant à pourrir infectent l'air à trois lieues à la ronde; qu'il faut, pour prévenir cette corruption des eaux, faire communiquer l'eau de la mer avec celles des étangs: ce qui garantit Aiguemortes, Frontignan & autres Villes maritimes du Languedoc qui étoient désertes avant ces communications. (*b*).

167. Quoique l'odeur de certaines plantes soit narcotique, comme celle des narcisses, jonquilles, tubéreuses, lys, &c. celle de quelques autres puante & cadavéreuse, comme celle des fleurs de la serpentaire, celle du lustre d'eau, des champignons venimeux, &c. rarement se trouvent-elles dans un lieu

(*b*) Mémoire de Mr. Pirot, dans le volume de l'Académie, 1744.

assez abondantes pour produire de mauvais effets, ou elles se trouvent corrigées par l'odeur aromatique de celles à fleurs en gueule, en rose & semblables, qui sont salutaires: ainsi l'Air de la campagne est toujours plus sain que celui des Villes.

168. Dans les grandes Villes surtout, si elles sont mal-propres, comme Madrid, il sort des exhalaisons sulphureuses qui noircissent bientôt les galons d'or & d'argent; mais ce qu'il y a de pis, si ces Villes ne sont pas bien aérées, ou exposées au vent, il se répand une Athmosphere de la transpiration des hommes & des animaux qui rend l'Air mal-sain. L'homme mange environ cinq livres par jour, ces cinq livres se changent toutes en vingt-quatre heures en excrémens fétides & volatils qui, réduits en vapeurs, telles que la transpiration qui en fait la moitié, doivent former sur une surface de 15. pieds, telle que la peau, une colonne qui pese 5. livres, c'est-à-dire, 1000. fois plus haute qu'un solide d'eau qui auroit cette base; cette hauteur seroit presque celle de l'homme, ou de 4. pieds

7. pouces. Dans les grandes Villes il y a souvent deux personnes qui cohabitent sur 15. pieds de sol, ce qui doit rendre la vapeur deux fois plus dense; or dans cette vapeur, si elle persistoit dans cette densité, les flambeaux s'éteindroient & les animaux mourroient: il est donc heureux que ces vapeurs s'exhalent, que le vent les emporte, que d'autres vapeurs acides, des feux du ciel, &c. les détruisent.

169. On observe que des flambeaux éteints successivement dans des bouteilles pleines de pousse la détruisent, que les éclairs détruisent les vapeurs sulphureuses de l'air; c'est pourquoi il est bon d'allumer de grands feux de plantes aromatiques, comme on a coutume de faire dans les lieux proches des pestiférés: Mr. Hales ayant observé qu'une forte lessive de sel fixe alkali attiroit puissamment les particules sulphureuses, fit des expériences qui prouvent que l'air de la respiration étant passé à travers des flanelles, imbibées de cette lessive, pouvoit servir deux fois plus long-temps à la respiration.

170. Les acides sont les destructeurs des alkalis qui causent la putréfaction des végétaux & des animaux : ainsi ayant fait passer l'Air impur de la respiration à travers des flanelles imbibées de vinaigre, il trouva que c'étoit un excellent moyen de purifier cet Air & de le rendre propre à être respiré de nouveau : mais rien n'égale l'avantage des machines propres à renouveller l'Air, parmi lesquelles on peut compter les tuyaux qui portent l'Air dans l'épaisseur des murs de la rue jusqu'au devant du foyer, selon la méthode de Mr. Gauger, dans sa méchanique du feu; & les roues centrifuges de Mr. Desagulliers; & sur-tout les Ventilateurs de Mr. Hales, cet excellent Physicien, né pour faire du bien au genre humain, & qui travaille encore aujourd'hui, selon ce qu'il me fait l'honneur de m'écrire, à établir de si utiles machines en France, comme il les a établies en Angleterre, dans les vaisseaux, les greniers, les hôpiraux & les prisons.

In tenui labor, est tenuis non gloria, merces.

Fin du Tome premier.

PRIVILEGE DU ROI.

LOUIS, PAR LA GRACE DE DIEU, ROI DE FRANCE ET DE NAVARRE : à nos amés & féaux Conseillers, les Gens tenans nos Cours de Parlement, Maîtres des Requêtes ordinaires de notre Hôtel, Grand-Conseil, Prevôt de Paris, Baillifs, Sénéchaux, leurs Lieutenans-Civils, & autres nos Justiciers qu'il appartiendra, SALUT : Notre Amée la Dame Veuve REQUILLAT, Libraire à Lyon, nous a fait exposer qu'elle désireroit faire réimprimer & donner au Public *les Chefs-d'Œuvres de M. de Sauvages, ou Recueil de Dissertations qui ont remporté le prix dans différentes Académies* ; s'il nous plaisoit lui accorder nos Lettres de Privilége pour ce nécessaires. A CES CAUSES, voulant favorablement traiter l'Exposante, nous lui avons permis & permettons par ces Présentes de faire imprimer ledit Ouvrage autant de fois que bon lui semblera, & le faire vendre & débiter par-tout notre Royaume pendant le tems de six années consécutives, à compter du jour de la date des Présentes. Faisons défenses à tous Imprimeurs, Libraires, & autres personnes, de quelque qualité & condition qu'elles soient, d'en introduire d'impression étrangère dans aucun lieu de notre obéissance : comme aussi d'imprimer, ou faire imprimer, vendre, faire vendre, débiter, ni contrefaire ledit Ouvrage, ni d'en faire aucun extrait sous quelque prétexte que ce puisse être, sans la permission expresse, & par écrit de ladite Exposante, ou de ceux qui auront droit d'elle, à peine de confiscation des Exemplaires contrefaits, de trois mille liv. d'amende contre chacun des contrevenants, dont un tiers à Nous, un tiers à l'Hôtel-Dieu de Paris, & l'autre tiers à ladite Exposante, ou à celui qui aura droit d'elle, & de tous dépens, dommages & intérêts, à la charge que ces Présentes seront enrégistrées tout au long sur le regisitre de la Communauté des Imprimeurs & Libraires de Paris, dans trois mois de la date d'icelles, que l'impression dudit Ouvrage sera faite dans notre Royaume, & non ailleurs, en beau papier & beaux caractéres; conformément aux Réglemens de la Librairie, & notamment à celui du 10 Avril 1725, à peine de déchéance du présent Privilége ; qu'avant de l'exposer en vente, le Manuscrit qui aura servi de copie à l'impression dudit Ouvrage, sera remis dans le même état où l'approbation y aura été donnée, ès mains de notre très-cher & féal Chevalier, Chancelier, Garde des Sceaux de France, le Sieur DE MAUPEOU ; qu'il en sera ensuite remis deux Exemplaires dans notre Bibliothèque publique, un dans celle de notre Château du Louvre, & un dans celle dudit Sr DE MAUPEOU ; le tout à peine de nullité des Présentes : du contenu desquelles vous mandons & enjoignons de faire jouir ladite Exposante & ses ayans-cause, pleinement & paisiblement, sans souffrir qu'il leur soit fait aucun trouble ou empêchement. Voulons que la copie des Présentes, qui sera imprimée tout au long au commencement ou à la fin dudit Ouvrage, soit tenue pour duement signifiée, & qu'aux copies collationnées par l'un de nos amés & féaux Conseillers-Secrétaires, foi soit ajoutée comme à l'original. Commandons au premier notre Huissier ou Sergent sur ce requis, de faire pour l'exécution d'icelles, tous actes requis & nécessaires, sans demander autre permission ; & nonobstant clameur de haro, charte normande, & lettres à ce contraires ; car tel est notre plaisir. DONNÉ à Versailles, le trente-unième jour du mois de Décembre, l'an de Grace mil sept cent soixante-dix, & de notre Règne le cinquante-sixième. Par le ROI en son Conseil.

Signé, LE BEGUE, avec paraphe.

Registré sur le Registre XVIII de la Chambre Royale & Syndicale des Libraires & Imprimeurs de Paris, n°. 1396, fol. 408, conformément au Réglement de 1723. A Paris, ce 8 Janvier 1771.

J. HERISSANT, Syndic.

www.ingramcontent.com/pod-product-compliance
Lightning Source LLC
LaVergne TN
LVHW020533230826
846091LV00002B/258

* 9 7 8 2 0 1 3 0 7 4 6 2 9 *